預防失智大作戰

How to Prevent Dementia

Understanding and Managing Cognitive Decline

認識腦科學、提升認知力與創造新生活

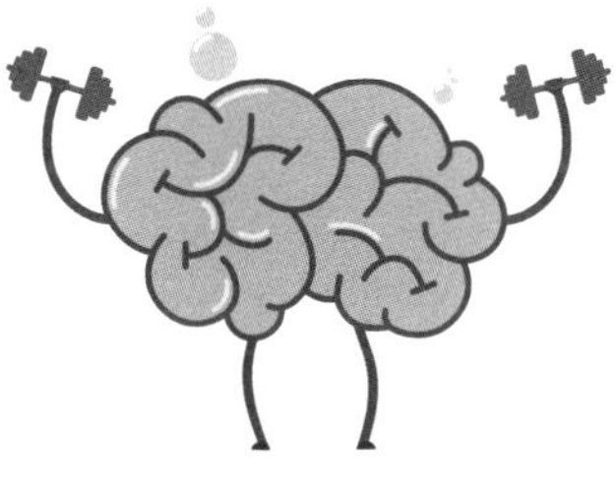

理查・瑞斯塔克 著

Richard Restak

劉宗為 譯

目次

知識篇

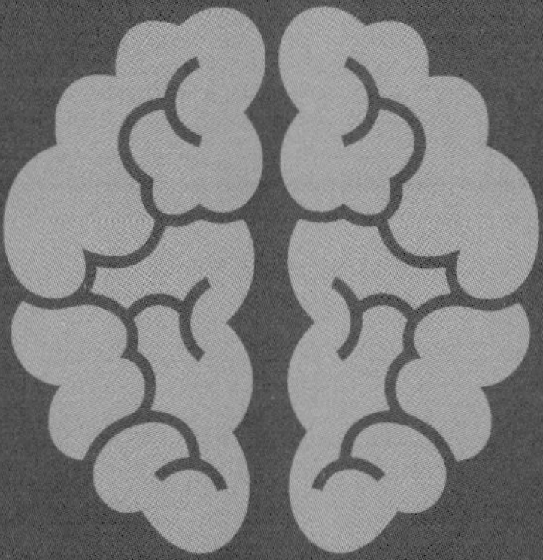

第1章

失智是一種文明病

本書奠基於以下幾項重要原則。首先，對於阿茲海默症及其他失智症的了解愈多，就愈能有效地預防，並幫助那些不幸罹病的患者。不理解的話，若有天自己遇上或身邊的人患病，就會覺得很焦慮。當然，我不會期待每個人都要像神經科醫生那樣地了解失智症，但可以確定的是，相關知識懂的愈多，對自己與他人都有好處。

第二，我們必須留意到與失智症相關的思考障礙（Thought Disorder），這攸關到找出它們的起源和治療方式。現今專家普遍認為，阿茲海默症的主要影響在於患者的記憶能力。確實如此，然而阿茲海默症也可能從語言問題開始，包括理解他人說的話以及說出別人能聽得懂的話。失智症也涉及情緒和行為方面的障礙：變得孤僻、人際關係出問題，無緣由地感到焦慮、沮喪和不耐煩，突然脾氣爆發、出現妄想和幻覺。而這些極端的狀態也有可能是思考障礙引起的。

最後我要強調，從正常思考到失智症是一串連續性的光譜。心理學家在研究思維能力時，焦點是放在認知、語言、適應力、注意力、記憶力、抽象思維和視覺化。阿茲海默症和其他失智症基本上就是重度的思考障礙，不是與日常生活無關的神秘疾病。每個人偶爾都會腦袋打結：難以集中注意力、無法回想起某些事情或記不起某個名字等。此外，我們都會在不熟悉的地區迷路，也不時會懷疑他人的行為動機，甚至在周邊看到虛幻飄移的物體或影像（雖然明知道那裡什麼東西也沒有）。阿茲海默症和其他失智症是認知力光譜的末端，即患者智力嚴重受損、失去了正常的思維能力。從這個角度來看，我們便更容易理解這類疾病，也較能降低無端的焦慮（「我是不是罹患了阿茲海默症？」）。

在一百二十多年前，德國精神科醫師阿茲海默（Alois Alzheimer）就已經將失智症判定為腦部疾病，但如今學界依舊無法回答這個基本問題：「病灶究竟是什麼？」這表面上看來是科學問題，但實際上並非如此。本書將會討論到，我們對這類疾病的定義、理解和治療方式，皆受到社會、文化、經濟和統計學各層面的阻礙。

越先進的國家失智人口越多

在探討如何預防或延緩失智症前，讓我們先來定義它的內涵。首先，它與阿茲海默症有所區分，而人們非常容易混淆這兩者。

事實上，失智症是涵蓋許多不同疾病的總稱，就像「動物」可以用來指稱許多不同的生物；各品種的貓狗都是動物，但並非所有的動物都是貓或狗。同樣地，失智症是泛稱，其中包括多種不同類型的疾病。

失智症是由多種原因所引起的心智功能退化，其中有些病因是可治療的，有些則無法處理。就目前來說，阿茲海默症是最常見的無法治癒的失智症。我個人相信，在未來的五到十年內，醫界將會找到治療方法，但在這之前我們可以做些什麼？這就是本書的主旨。

先概略描述一下阿茲海默症的特徵。透過以下數據，我們可看出阿茲海默症的盛行率和罹患的風險指數。

正如各種現象的調查與統計結果一樣，看到阿茲海默症的統計數據後，悲觀的人找到了消沉的理由，樂觀的人則看到了正面的希望。預計到二〇二三年，在美國六十五歲以上的老年人中，大約會有六百萬到六百七十萬人患有阿茲海默症，其中有百分之七十三的人年齡在七十五歲以上。預計到二〇二五年（轉眼即至），患病人數將達到七百一十萬人，比二〇一九年的五百六十萬老年患者增加了百分之二十七。這些數字若進一步往後推算，所得出的比例將讓人更加恐慌。

到了二〇五〇年，如果尚未出現突破性的預防或治療方法，美國六十五歲以上的阿茲海默症患者預計將到達一千兩百七十萬人。在二〇〇〇年到二〇一九年之間，阿茲海默症所造成的死亡人數增加了一倍以上，而美國最主要的死因——心臟病，其死亡人數則有所減少。在二〇〇〇年到二〇一九年之間，阿茲海默症的致死率增加了百分之一百四十五。阿茲海默症和其他失智症所造成的死亡人數，已經超過了乳腺癌和攝護腺癌的總和。

當然，我們必須對這些統計數字持保留態度，因為目前只有四分之一的阿茲海默症患者被診斷出來。儘管診斷率相當低，阿茲海默症仍然是美國第六或第七大主要死因（各個學者的看法不同）。更加令人警醒的是，在十大主要死因中，只有阿茲海默症仍舊無法治癒、無法完全預防、也無法可靠地減緩其進程。

但是，我不覺得繼續強調這種災難性的預言有任何用處，至少目前許多醫學研究看起來很有希望。因此我將說明，現今可採取哪些方法來降低罹患失智症的風險。

社會大眾心裡面不可避免地會浮現這個問題：「阿茲海默症在如今是否比過往更加普遍，甚至在近期內就增加許多？」在得出任何結論前，請先考慮此一現實情況。在二十世紀初，也就是醫界首次診斷出阿茲海默症的時期，人類的平均壽命為四十七點三歲。

然而，過去一個世紀，人類的壽命大約增加了一倍。因此，這種疾病在過去是非常罕見的，除了早發型阿茲海默症（患者身上有罹病的基因）。

世上第一位確診的病例是一位五十一歲的女性，她在六年後去世。根據現今的標準，她可能患有早發型阿茲海默症（在六十五歲之前發病）。因此，我們無法判斷出阿茲海默症在過往社會中的盛行率。只有在平均壽命為六十五歲以上的社會，阿茲海默症才會成為主要的死因。

全球最常見的失智症是晚發型阿茲海默症，它單純導因於人類的老化過程；年齡越大，患病的可能性就越大。而且一般來說，相較於早發型阿茲海默症，基因在此不是關鍵性的因素。

在全美被診斷出的阿茲海默症病例中，早發型的只占約百分之一至二，它是遺傳性疾病，通常發生在六十五歲前。阿茲海默症的基因（不只一種）遺傳到子女身上的機率為百分之五十，而且很可能在其生育年齡（二十至六十歲之間）便已開始發病。

從樂觀的角度來看，如果你的家族病史很「乾淨」，那麼你在六十五歲之前患病的可能性非常小。單憑這項事實，你就不應該像許多人一樣，在三、四十歲的時候就杞人憂天，擔心自己會罹患阿茲海默症。

在二〇二〇年初，世界衛生組織發布了一份全球健康估算報告，當中列出了二〇〇〇年至二〇一九年全球十大死因。儘管阿茲海默症排名第七，但在不同收入水平的社會中，它的盛行率也不一樣。（二〇二〇年以來，在新冠肺炎的影響下，各個貧富國家的死亡率都有大幅波動，因此我只引用二〇〇〇年至二〇一九年的數據。）

從世界衛生組織統計的十大死因來看，在先進、經濟穩定、收入中上的國家中，民眾罹患失智症的風險較大。想必是有些因素導致阿茲海默症的發病率驚人暴增，從榜外上升至第八位。

長壽是最顯而易見的因素，因為這些國家的人民收入高、吃得好、享有乾淨的水和空氣，醫療服務的品質也較好（暫時不考慮自殺、藥物過量和暴力等因素）。因此，長壽無疑會提升各類型失智症的發生率。但是，這種解釋不能讓人完全信服，一定還有許多未知的因素。我們還沒完全掌握此疾病的肇因，所以治療才會那麼困難。

四個A：失憶、失語、失用與失認

阿茲海默症患者的外在表現和內在感受，可歸納為四種功能障礙。它們都是以字母A開頭：

失憶症（amnesia）：指的是記憶喪失，通常始發於短期記憶。

失語症（aphasia）：在言談中難以找到正確的詞語，這還包括使用錯誤的詞語（表達性失語症，expressive aphasia），或是無法理解或詮釋別人說的話（接受性失語症，receptive aphasia）。

顯而易見的是，較輕微的失憶症和失語症並非總是異常現象。有誰不會偶爾忘記事情、在選擇詞彙時有困難或完全無法理解別人所說的話？也就是說，前兩個A也可延展為光譜，範圍從完全正常的輕微失憶症和失語症（任何人都會發生，尤其疲憊或承受龐大壓力時），直到記憶或語言功能明顯受損。

但接下來的第三和第四項，就絕對是出現疾患的指標。

失用症（apraxia）：取自希臘文的沒有（a）和動作（praxis），是指個體有正常的肌力和身體狀態，卻難以執行有意圖或經常在做的動作。比方說，患者可以辨識出牙刷和牙膏、記得它們的名稱，但卻無法將牙膏擠到牙刷上，或是無法將牙刷放入嘴巴裡、做刷牙的動作。患者的肌肉組織完全正常，卻無法協調其運作。他們很容易遭到冷嘲熱諷，被笑是真的「言行不一」。

這些患者若是腿部和手臂不協調，就常會走路搖晃、甚至摔倒在地，這會增加骨折（尤其是髖部）的發生率。在阿茲海默症的後期，失用症更加明顯，所以患者無法做飯、穿衣服或自己洗澡。患者的語言能力也會受影響，儘管舌頭和嘴巴可以正常運作，也有說話的意願，但卻難以順利說出他人可以理解的話，甚至無法開口。除了言語失用症，還有口面失用症；患者無法執行某些臉部動作，比如眨眼或雙頰做出對稱的動作（如笑臉）。

最後一項是失認症（agnosia），源自兩個希臘詞沒有（a）和知識（gnosis）。患者無法正確理解由視覺、聽覺、觸覺、嗅覺和味覺等感官所傳達的訊息內容。有些患者面對面認不出自己的配偶和家人；有些患者即使聽覺正常，卻無法辨識出聲音的含義，包括緊急剎車聲和喇叭聲的意思，以至於被快速接近的汽車撞上。

阿茲海默症絕大多數的症狀跡象，都可以由這四個A來解釋。

阿茲海默症的肇因仍屬未知，所以在大多數情況下，你我都無法看出發病的徵兆或何時開始發病。可以確定的是，在患者首次出現症狀前，疾病已經悄悄在發展。學界將最初的階段命名為「輕度認知功能障礙」；在這個起始點，醫生還不確定病情會如何發展，也許會變成阿茲海默症，但只有透過時間才能判定。

在最初，輕度認知功能障礙的症狀非常不明顯，除非你對患者觀察入微，發現他的思考能力有一點點下降。整體來說，患者的腦功能皆正常，即使有輕度的認知功能障礙，還是可以正常上超市購物，但必須事先寫下購物清單，因為他不像以前一樣，記得住某項食品在哪個走道。失憶型的輕度認知功能障礙可能是阿茲海默症的最初階段，但也可能不會變嚴重。

羅伯特．彼得森（Robert Peterson）是妙佑醫學中心（Mayo Clinic）的神經科醫師，他有位患者是個七十歲的商務人士，被診斷有輕度認知功能障礙。他仍然能操作電腦，還能管理公司與個人的財務。他在公司大小會議和董事會上的表現還很正常，但必須記下細節以便事後回想。不過令人擔憂的是，他的失憶現象逐漸加重，特別是想不起人名和最近發生的事情。儘管他仍然保有理智、對人也很友善，在神經心理測驗中也取得高分，但很容易感到煩躁不安。

正如這位商務人士的狀況，患有輕度認知障礙的人在記憶、語言和決策能力上有些困難。此疾患的發病率會隨年齡的增加而攀升。根據美國神經學學會的資料：

在六十五至六十九歲的人口中，大約有百分之八的人受到輕度認知功能障礙的影響；

在七十至七十四歲的人口中，大約有百分之十；

在七十五至七十九歲的人口中，大約有百分之十五；

八十五歲以上的人口則超過三分之一有此疾患。

其他症狀（來自於患者或家屬的主訴）和生命跡象（在客觀觀察的範圍內，對比患者以前的各項功能表現）包括，難以判斷準時赴約所需的時間，或是錯判執行任務所需的步驟與順序，例如安排駕車旅行或渡假行程。

有些患者的輕度認知功能障礙會快速惡化成阿茲海默症，而有些人則在短期內維持原狀，但在幾年內突然爆發各種症狀。他們都無法恢復到先前的正常狀態。不幸的是，迄今醫界還無法掌握此病的進程，患者只能祈禱它能穩定下來、不再惡化。

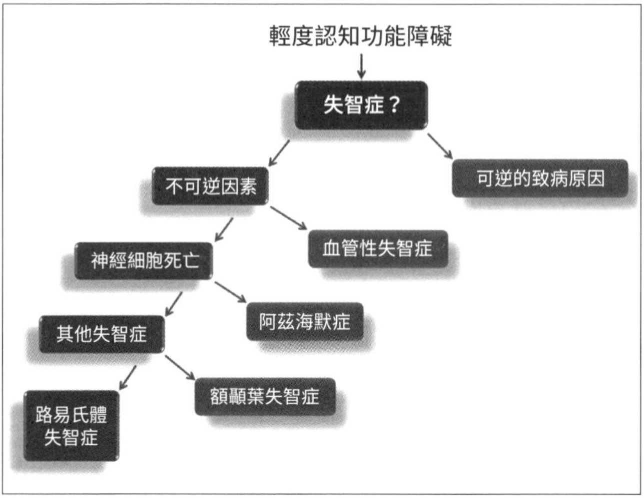

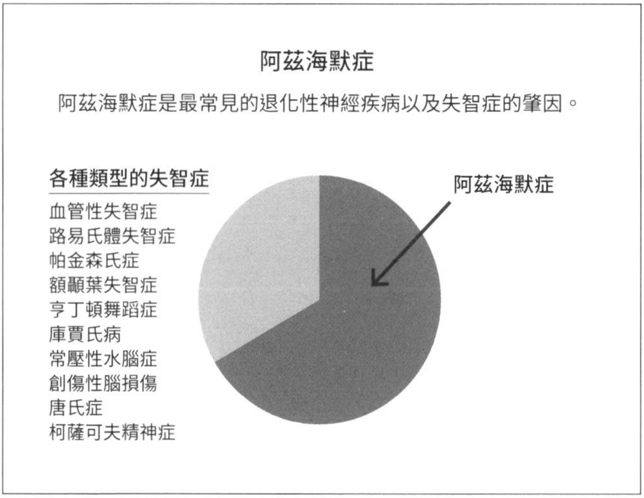

阿茲海默症的發展進程

輕度認知功能障礙若是惡化為阿茲海默症，會分為三個階段：

輕度失智症

患者最先受到影響的是高效的記憶力和思維能力，同時亦包含失憶症和失語症，也就是前兩個A。儘管旁人可察覺出這些輕微的問題，但它們並不會對患者的家庭或工作造成嚴重影響。患者最明顯的症狀是記不住幾天前（甚至只是幾個小時前）的對話以及新訊息，所以會重複提問已經知道的事情。若出現失用症狀，光是一般的家庭事務就會壓垮患者。因為患者無法做出重要的財務安排（甚至做錯決定），導致家裡入不敷出、收支無法平衡，因而與家人發生衝突。除此之外，他還會衝動性購物，在電視購物頻道亂買一通。

失語症和失用症的患者無法依序正確地使用詞語，因此難以組織和表達自己的想法。家中的物品他會放錯位置，出門容易迷路，也喪失活力和興趣，不想去做喜歡又感到愉悅的事情。這些病症會使患者的生活大受影響。阿茲海默症的發作程度因人而異，從輕度發展到中度或重度可能需要幾個月或幾年的時間。

中度失智症

它包含了四個A的所有特徵。患者的困惑感不斷加劇，判斷力也一直下降，還常常在自家附近徘徊。記憶力退化後，患者在家中找不到常用的物品，會不時指責有人偷東西、藏東西，即使那些是破爛、不值錢的物品。這些妄想和失控的言行需要有人監督和看管，所以看護往往承受不了、做沒多久就離職了。

重度失智症

患者失去了符合邏輯的交流能力。比方說，下課後，歷史老師自己順手擦黑板，但只是隨意地擦掉了一些段落，上頭還有留下模糊不清的字詞和短語；有些字已無法被辨識，只是一串擺在一起但沒有意義的字母。不過在老師尚未擦拭黑板前，它們都是可讀且易於理解的句子。晚期阿茲海默症的患者，其腦中也被隨機擦除掉了許多句子，只剩下一團模糊不清的字詞和字母，難以呈現出任何意義。

語言跟記憶的功能嚴重喪失後，患者需要全天候有人幫忙餵食和照護。他們的活動能力嚴重下降，所以臥床不起，甚至可能因吞嚥障礙而死去（食物和飲水進入呼吸道和肺部後，也可能引發感染、敗血症）。從確診阿茲海默症到死亡，時間因人而異。發病後，患者大約能再活三年到十一年，而有些患者甚至能活超過二十年。

阿茲海默症的發作模式和惡化速度取決於當事人的脆弱度（vulnerability）和適應力。先來看脆弱度。患病的風險因素有些不可改變，但幸好可改變的風險因素比較多。

不可改變的因素包括年齡、性別和家族病史。

可改變的風險因素包括體重、糖尿病、睡眠障礙、高血壓、高膽固醇、憂鬱症、創傷性腦損傷、吸菸、飲酒和教育程度。若能改善或掌控這些因素，就能降低患上阿茲海默症的可能性，單單戒菸就能降低百分之六十。

將這些風險因素結合起來，就可以得到預防阿茲海默症的綜合特徵：不吸菸、不喝酒、維持運動習慣、沒有糖尿病和憂鬱症、體重正常、膽固醇水平正常，以及對生活充滿好奇心。關於慢性疾病與飲食方面的問題，我們可以尋求家庭醫師的協助並學會自我管控。接下來，我也將著重探討飲食、運動、睡眠、憂鬱症、創傷性腦損傷、教育等風險因素。

留意情緒或言行是否常常失控

成年後，行為通常會變得有規律且可預測（如果你對這一點感到疑惑，可以去問問你的另一半），但阿茲海默症和其他失智症會打破這種模式。實際上，若沒有出現顯著的記憶錯誤和異常行為，我們根本不會叫某人去做失智檢測。以下列出兩組問題，可以用來檢測他人是否可能患上失智症：

1. 這個人日常的態度是否有所改變？最近是否開始出現記憶障礙？平常行為是否有顯著的改變？包括戲劇性、不尋常或可疑的舉止。大多數人在成年後都已建立起明顯的行為模式。

2. 如果對第一個問題的答案是肯定的，請進一步去評估這些改變是否對其日常生活造成負面影響，尤其是在人際關係上。我們通常在年輕時就會培養應對內在壓力和衝突的管控技巧，並終其一生使用它們。雖然我們偶爾還是會暴怒、大吼，做出侵略性的行為包括動粗，但在正常的老化過程中，我們很少會一再做出過度的情緒表現。然而失智症患者卻是常常失控。

如果對以上兩組的問題都是肯定的，那麼罹患神經類（失智症）或精神疾病（重度憂鬱症）的可能性就很高。

如果對第二組問題的回答是否定的，那麼這個人可能就患有輕度認知功能障礙。當然，如果對這兩組問題都是否定的，那就恭喜你在精神上是正常的。

這兩組問題在家庭會議中非常有用，尤其是當我們覺得某位家人好像哪裡不太對勁時。

有一些失智症是可逆轉的，它們是由不當的醫療行為、毒素或毒物所引起的，包括酒精和藥物中毒。及時診斷和治療至關重要，這樣便能停止相關症狀的惡化。血糖穩定、腎功能正常，在毒素或毒物被清除後，患者便可以從暫時性失智症（即譫妄）中康復。

不論是罹患失智症或譫妄，患者的思維、理解和判斷力都會受到影響。譫妄的特點是發病速度快，幾個小時內就會很明顯，但只要對症下藥，症狀很快就會消失。

不幸的是，大多數的失智症都是不可逆的，有些患者的腦細胞大量死亡，或是無法輸送足夠的血液到腦部動脈（即血管性認知功能障礙）。

就目前所知，與神經細胞死亡有關的失智症有兩大類：阿茲海默症（比例占三分之二）或其他類型的失智症。那麼，神經科學家是何時發現阿茲海默症的？接下來我們將簡述這段歷史。

第2章

失智症要看
精神科或神經科？

一九一五年十二月初，一列夜班火車從德國波昂發車，準備前往布雷斯勞。而到了二十世紀末，車上有位乘客的名字變得舉世皆知。他叫做阿洛伊斯·阿茲海默（Alois Alzheimer）。這位五十一歲的精神病學家那夜要回到布雷斯勞，自從一九一二年以來，他一直在該地教書。他外表看來一絲不苟，戴著夾鼻眼鏡、衣著都很正式，但也很喜歡模仿他人和開玩笑。他還在當實習醫師時，曾在聖誕派對上假扮成小販，提著一堆玩具來逗年幼的患者。

在那趟跨越七百公里的緩慢列車旅程裡，阿茲海默若試著沉浸在回憶中，那一定有許多值得回顧的事情。他在三十來歲時就確立了自己的學術地位，是研究失智症和腦部疾病的權威。失智症（dementia）這個詞的字源是拉丁語的「失去理智」（demens），意思也包括「發狂、胡言亂語、精神錯亂」。

阿茲海默在夜車上昏昏欲睡，深陷在車輪的嗒嗒聲響中，逐漸進入介於清醒和睡眠間的恍惚狀態。在半夢半醒中，他想到了失智症的源流；過去的兩千年來，數百萬人都是從體液學的角度來思考這項疾患。

失智症一開始被歸類為精神錯亂

根據體液學理論，人體各方面的表現都是由體內的化學系統來調節。這個概念起源於埃及，但直到古希臘時期，經由希波克拉底和格倫（Galen）整理分析，這套理論才得以系統化；附帶一提，後者是帕加瑪古城（Pergamum）角鬥士的醫生。

希波克拉底認為，人體中有四種體液（血液、黑膽汁、黃膽汁和黏液），每個人都會被某項體液主導其性格。血液多的人樂觀；黃膽汁多的人易怒；黑膽汁過多會憂鬱。黏液跟大腦有關，多的人個性沉穩。

在《論宇宙和人的構造》（*On the Constitution of the Universe and of Man*）一書中，這位匿名的作者探討了宇宙的組成元素（空氣、水、土、火），並用來對照構成人類本質的體液元素。在談到黏液的重要性以及相關的失智問題時，作者寫道：「黏液體質的人易於情緒低落、健忘，頭髮蒼白如雪。」過去這是很合理的解釋，也與冬季、年邁、分泌過多和老態龍鍾有關。

「體液說」在十九世紀中葉開始失去吸引力，因為「病菌論」出現了。一八四一年，維也納的婦產科醫師伊格納茲．塞麥爾維斯（Ignaz Semmelweis）注意到，婦女在分娩時由醫師或助產士接生，其患熱病而死的比例並不一樣。與人們預期的完全相反，雖然醫師接受長時間的高階培訓，但事實上由助產士接生的婦女其死亡率要低得多。

臨床觀察激發了他的靈感。塞麥爾維斯注意到，婦產科醫師常在做完解剖工作後就直接進入分娩室，因此他堅信，產婦在分娩後會發燒，是因為太平間的汙染物被帶到了手術室。這一觀點在當時引起了許多同儕的強烈不滿。

為了驗證他的理論，塞麥爾維斯在分娩室制定了一條新規則。醫生在替孕婦進行接生或檢查之前，必須使用含氯的石灰水洗手。在接下來的一年裡，產婦的死亡率從百分之十八降至百分之二。

到了十九世紀下半葉，病菌論獲得越來越多專家的認可：看不見的微小粒子，即細菌，就是傳染性疾病的源頭。「病菌」可以指細菌、真菌、寄生蟲或病毒。從體液說轉向病菌論，醫師們逐漸意識到每種疾病有不同的肇因，而除了傳染性疾病外，大多數疾病並不具有傳染性，比如老年癡呆症（senility，失智症的早期術語）。從大腦醫學的角度來看，老年癡呆症不再與體液有關，而是與大腦的結構和運作有關。因此，醫師們開始探問：腦中有哪些變化會導致失智症？

在十九世紀前，人們對於失智症的認知和觀念全都混合了民間傳說、迷信和歧視。那時，人們會用智力低下（idiocy）、老年癡呆（senility）和愚蠢（stupidity）來描述相關症狀。總的來說，失智症就是被視為某種精神錯亂（madness）。

失智症所引發的認知退化，最終使患者返回童年的狀態。在莎士比亞的《李爾王》中，李爾王的長女戈娜莉爾感嘆父親身上所發生的變化：

（第一幕，第二場）

這個空轉的老人，居然還想重新掌握他早已放棄的權力！我敢以我的生命發誓，老頭子已經再次變成嬰兒了。

在文藝復興時期，人們認為失智症是由於大腦受寒受凍而引起的。這種無根據且不正確的假說一直延續到十七世紀後期。但無論其肇因為何，大多數的權威人士在定義失智症時，還是以類似精神錯亂的術語來描述它。

既然人們把失智症視為一種精神錯亂，那麼毫不意外地，十九世紀最著名的失智症權威阿茲海默和埃米爾・克雷佩林（Emil Kraepelin）也都是精神病學家。克雷佩林最著名的研究成果是辨識出今日所謂的思覺失調症，並將其命名「早發性癡呆」(Dementia praecox)，意思是「年輕人的失智症」或「早發性精神錯亂」，而患者通常十幾歲或到成年時便有症狀。早發性癡呆的癥候為心智功能紊亂，注意力、記憶力和一般言行都有異常現象。

相比之下，我們現今所理解的失智症通常發生在長者身上，而他們在過往的生活中，心智功能都運作正常。根據約定成俗的觀點（但不一定正確），失智症僅發生在老年人身上，而思覺失調症主要是好發於青少年和年輕人的身上。

首度發現失智與腦部異常活動有關

一九〇一年，阿茲海默醫師在法蘭克福的精神病與癲癇專門院工作，並遇到了令他一生難以忘懷的病人。這位患者名叫奧古斯特・迪特（Auguste Deter），她當時五十一歲，由丈夫卡爾帶來求診。卡爾跟阿茲海默說，妻子在生活中引起種種騷亂，使他保不住工作。比如說，她會在半夜醒來，連續尖叫數小時。今日我們可以從阿茲海默遺留的筆記中，看到一位表情無助的女人。阿茲海默向她展示各種物品後，她馬上就忘記它們的名字。除非慢慢地、準確地複述多次，她才有辦法記住。迪特每天都會感嘆道：「我好像失去了我自己。」

阿茲海默無法確定迪特生了什麼病。她認知方面的問題很嚴重，但她還是中年人，不是常見的高齡失智症患者。迪特的偏執和譫妄症狀不斷惡化，甚至堅信有人要殺害她。她越來越感到困惑而失落。一九〇六年四月，迪特於五十五歲時過世。

阿茲海默將迪特的大腦送到慕尼黑的實驗室，並用當時新開發出的染色技術，在顯微鏡下加以檢查。整體來看，她的大腦萎縮得很明顯，此外，阿茲海默還發現了兩種異常的蛋白累積：位於細胞內的稱為「纏結」，位於細胞間的空隙則是「斑塊」。阿茲海默和其他專家進一步觀察到，這兩種異常的蛋白累積在其他類似奧古斯特的病例中也都普遍存在。

與阿茲海默抱持對立觀點的專家，便是在這方面也相當傑出的佛洛依德。佛洛依德最初是神經學家，但在十九世紀末和二十世紀的前三十年，他的興趣和信念發生了劇變。佛洛依德獨自發展出精神分析學（某些人認為這是偽科學），他強調，精神疾病的肇因是來自於心理而非生理層面。

時至今日，我們知道佛洛依德和阿茲海默的對立其實是可以調和的。許多心理因素都會影響到大腦功能，反過來，大腦運作異常也會影響到知覺、判斷、思考和情緒。但在二十世紀初期，這兩種對精神疾病截然相反的立場，引發了學界的緊張關係，雙方甚至公開對彼此冷言冷語。

到了一九七〇年代，美國的精神病學都還是奠基於精神分析學以及心理學。另一方面，新一代的神經學家只研究大腦，但對於疾病背後的社會、文化或心理因素感到興致缺缺。進入一九八〇年代後，針對思考障礙，學界依舊分裂成兩派：側重大腦構造或強調心理與文化層面。在這段時期，有些事實要麼被忽視，要麼就是受到刻意打壓。

當年，思覺失調症的先行研究者克雷佩林認為，早發性癡呆是由於大腦的額葉和顳葉區域的功能失調所引起的，但當時欠缺有效的治療方法，所以眾人本來預期患者的病況沒法改善。不過，有些患者居然好轉了，所以人們開始懷疑早發性癡呆是否真的是一種失智症。事實上，有更多患者並沒有康復，而這些研究者未能注意或刻意加以忽視。

直到二〇二二年，在慕尼黑的馬克斯・普朗克研究所，傑出的神經科學家庫茲勒里斯（Nikolaos Koutsouleris）針對上述現象提出其見解：

研究發現，隨著時間推移，年輕而功能弱化的思覺失調症患者，其大腦運轉模式越來越明顯，也就是符合克雷佩林對早發性癡呆的觀察，亦即它是一種逐漸惡化的額葉和顳葉疾病。

回頭來講，在搭乘夜車前往布雷斯勞時，不論阿茲海默心裡面在想些什麼，他的思緒肯定不斷被身體的不適感給打斷。在抵達目的地幾小時後，他開始發高燒，接著被送往醫院。醫界現今判定，他當時應該受到鏈球菌感染，並引發風濕熱和腎功能衰竭。他在布雷斯勞逝世，享年五十一歲。

神經系統疾病VS精神疾病

試想下列這兩個案例：

一位二十五歲的男子聲稱自己出現了妄想和幻覺，並中斷了與親友的聯繫。他被診斷為思覺失調症。

一位六十五歲的老年人在人生中第一次出現妄想和過度焦慮，接著出現其他更具體的症狀（如記憶喪失），且非常符合某種退化性腦部疾病（如阿茲海默症）。

對於所有二十世紀的醫學專家來說，這兩個病例分屬於不同的疾病，必須由各領域更專業的醫師來治療：精神科醫師治療思覺失調症以及相關的功能障礙（但與大腦無關），而神經科醫師治療失智症。然而，只要回顧過往的開創性研究，我們就會發現，當年的研究人員都認為這些疾病是密切相關的。即使在今天，醫師有時仍然很難判定這兩種案例，尤其若這些症狀是發生在中年甚至更早的年紀。

因此，若你得到了惡化過程緩慢的阿茲海默症或其他失智症，最初應該會接受精神科醫師的治療。不過，重度憂鬱症患者很容易被誤判為失智症，因為他的整體反應因生病而變遲鈍了，導致他的神經心理學測試分數很差；若醫師沒注意到這一點，他就會被轉到神經科接受治療。因此，不論是神經科或精神科醫師都必須敏銳地辨識出患者是否有憂鬱症，並予以適當的治療。憂鬱症篩檢有時會與神經心理學的檢測意外吻合，而醫師得看出因果關係，患者才有機會恢復健康。

事實上，在不久以前的時代，精神疾病和神經系統疾病的診斷之間還有許多矛盾。在我就讀醫學院的時候，專家們通常是毫無根據地將心智類疾病與大腦疾病區分開來。我去精神科當住院醫師時，我不時會判定患者的某種行為障礙是由於大腦功能障礙所致，但精神科的老師們都感到難以置信。某位老師甚至對我說：

你看診最大的問題在於，你沒有與患者談論他們的潛意識驅力以及人際衝突問題。你反而盲從他們的立場，認為他們的病徵是源自於跟腦部有關的因素。如果你堅信這種立場，也許你轉成去當神經科醫師會比較快樂。

不幸的是，在我轉向研究神經科學後，我又遇到同樣令人沮喪的情況。神經科醫師都不去關注或檢視患者的任何異常行為，還說最好是交給精神科醫師去處理，甚至常嘲諷地後者是「縮頭醫師」（shrink）。神經科醫師偏好去處理肢體活動、癱瘓、感知等問題（例如中風會導致失去知覺）。

在二十世紀的最後二十年和二十一世紀的最初二十年，「縮頭醫師」和「槌擊醫師」（reflex hammerer，這是對神經科醫師的嘲笑與挖苦，因為他們總是用附有橡膠帽的槌子去敲擊患者的肌肉來測試其反射動作）的對立與二分法逐漸跟不上醫學的發展。幸運的是，隨著「神經精神病學」這項綜合性專業學科的興起，上述那些錯誤診斷的數量已逐步減少。

對症下藥

經歷了學術上的變革與重整後，專家逐漸認為，精神疾病（或稱功能性疾病）有可能是腦部疾病所致。關鍵點在於，他們發現這些病患出現了癲癇所引起的思覺失調症症狀。例如，有位男性患者被診斷患有思覺失調症，並使用抗癲癇類藥物治療了二十多年。他會引起我的注意，是因為有天他說出了一句令人不安的宣言，之後就被帶來急診室。那天稍早，他在高速公路上遇到塞車，卻突然打開車門走到路上，大家都搖下車窗看著他，而他不斷說出這句話：「我是耶穌基督！」不久後警察趕到現場，把他護送到當地的急診室。

這位患者二十多歲，失業、與父母同住，看起來像是思覺失調症的典型案例。他妹妹告訴我，哥哥常常會凝視某處和缺乏注意力，於是我安排他進行腦電圖檢查，也就是所謂的腦波測試，結果顯示有癲癇的問題。除了在高速公路上胡言亂語外，他先前也多次公開宣稱自己是救世主彌賽亞，精神科醫師也給他開過許多抗思覺失調症的藥物，但效果不彰。他不吃這些藥，服用後病症也沒有什麼改善。基於他妹妹的觀察和腦電圖的結果，我幫他換成了抗癲癇藥物，效果馬上出現。在幾天之內，他的妄想消失了，還發現他之前的宣言有多荒謬。接下來二十年他固定找我看診，不再有妄想症狀，平日也有固定的工作。

神經科醫師還發現，運用腦電刺激，尤其是針對顳葉，會引起一種「幻覺體驗」：患者在接受治療時，雖然知道自己身在手術台，卻也感覺到自己回到多年前，重新體驗到童年往事。這並不是妄想或精神不穩定，而是大腦特定區域受到刺激所產生的生理效應。

於是，醫界慢慢改變對於這類疾病的理解，而最引人注目的變革是從帕金森氏症的診斷開始。關於這種震顫性的麻痺症，最早的描述可以追溯到一八七七年，而論文發表者是詹姆斯．帕金森（James Parkinson）醫師。帕金森和其他神經科醫師觀察到，患者在休息時手會顫抖，手臂、腿部和軀幹非常僵硬，肢體動作變慢，平衡感也變得很差。不過，他們並不認為患者的感官能力和智力有受影響；這種觀點一直持續到二十世紀末。

「患者的智能應該能持續保持無損。」這是英國某位神經科權威的評論，他的名字非常具有代表性，就像是天生就要來當神經科醫師一樣——沃爾特．布萊恩（Walter Brain）。請注意，目前為止，我們提到的相關症狀都涉及肢體動作和運動系統，因此屬於神經科的範疇。因此我在精神科當住院醫師的時候，從未遇過任何一個帕金森氏症的病例。

多年來，帕金森氏症的專家不斷觀察與研究，發現患者在發病後一段日子，疾病的進程會發生劇變。在大約兩年內，患者的注意力、記憶力、語言能力和組織能力都會出問題。除了認知能力，患者也會有精神方面的症狀，比如冷漠（不在意自己的病情變得更加嚴重）、憂鬱、妄想和睡眠困擾（在白天嗜睡）。事實上，他們的精神症狀往往在肢體障礙前就已存在。在被診斷出帕金森氏症不久後，患者的認知能力就已有變化。

目前看來，除了阿茲海默症，最常見的失智症就是帕金森氏症和路易氏體失智症。不幸的是，在確診後的十年內，有四分之三的帕金森氏症患者會惡化為失智症。醫界現在也理解到，要治療帕金森氏症患者的行為障礙，反而要用精神方面的藥物來治療。因此，要小心不要掉入邏輯上的陷阱，否則許多人都把心智類的疾病一分為二：腦部疾病由神經科醫師來治療；功能性障礙則由精神科醫師專職負責。

神經科與精神科融合的新時代

你寧願自己變成哪個樣子：記得一大堆從未發生過的事情；還是記不得一大堆發生過的事情？

這個問題有點繞口令，但最好的情況是兩者都不要發生。第一個狀況是思緒受到嚴重侵擾，可能是精神疾病或心理失衡的跡象。第二個狀況單純只是記憶力的問題，與阿茲海默症等失智症的症狀相符。實際上，這兩個不幸的狀況既可被判定為是精神疾病，也可以是神經系統的疾病，這一切都取決於患者的年紀、病史以及就診醫師的觀察。

過去我執業重心放在精神醫學時，有遇過一些愛幻想的患者，而他們記得許多從未發生的事情。他們不是罹患精神疾病，而是阿茲海默症初期的患者。為了填補記憶中的空白，他們編造出非常生動的場景。因此，實際上他們是因腦部疾病才產生妄想，但在過去一定會被認為是精神疾病。

現在我的重心擺在診治神經系統疾病，近年來，我有許多病患記憶力有問題，但實際上卻是患有憂鬱症；在成功治療心理疾病後，他們記憶方面的問題就會消失。

因此，我們不可硬把心智類的問題區分為與大腦相關或無關。絕大多數的患者都處在光譜的某一點，有些狀況很輕微，有些則需要專業的協助（通常是藥物治療），最嚴重的情況則得接受住院治療。在二十一世紀，精神科和神經科醫師的角色正在轉變，這兩個領域正在融合為神經精神科；獲得完整培訓的精神科醫師，也必須到神經科進修（反之亦然）。從這個角度來看，阿茲海默也是精神科醫師，而佛洛依德本來也是神經科醫師（只不過在生涯中期轉為典型的精神科醫師）。

有個趣味的問題經常出現在神經科和精神科醫師的考試中：「在十九世紀，是哪位神經科醫師在其職業生涯早期針對腦性麻痺和失語症撰寫了權威教科書？」除非考生知道佛洛依德早期是神經科醫師，否則不論是是精神科或神經科的學生都會答錯。

第3章

失智就是腦部疾病

要了解失智症，必須先知道有關大腦的基本知識

在前面的章節中，我提出了兩組問題以檢測罹患失智症的可能性，若答案都是肯定的，那下一步該如何做？

首先，到醫院就診後，醫師會先進行神經學檢查（neurological examination），以確認大腦是否有損傷的跡象，檢查項目包括虛弱無力的部位、手腳不靈活以及大腦功能障礙。醫師特別要觀察身體是否有「釋放訊號」。嬰兒的某些腦部訊號很明顯，但隨著大腦變成熟，就會被複雜的反應所取代。例如，在某些神經傳導路徑發展成熟前，嬰兒無法控制自己的手指；但路徑發展成熟後，原始反射動作就會消失。長大後，若大腦受損，這些原始反射會再次出現。

測試方法很簡單，用一個光滑、不會造成疼痛的工具（例如筆套）在手掌上輕輕摩擦。如果額葉受損，這種刺激便會引起下巴肌肉的短暫抽動。學界目前還不確定「掌頷反射」的實質作用，但顯然它是異常症狀，是額葉有損傷的徵象。

與神經學檢查同樣重要的是用來檢測認知功能的神經心理測驗。大多數的認知功能是連動的，但某些功能更為基礎。換句話說，先評估這些基本功能，才能有意義地了解

其他功能。例如，欠缺警覺性和專注力，就不可能有良好的記憶力。

以下我列了幾項認知功能，但進行神經心理測驗時，不需要一次檢測所有的項目，端賴於當下要評估的狀況就好。舉例來說，若要評估語言障礙（難以找到適當的詞語），醫師就會問患者：「裝了墨水、用來書寫的東西叫什麼？」（從物品的定義連結到名稱）。接著，醫師會拿出一隻筆，請患者說這叫做什麼（對照式唸名，confrontation naming）。接下來，醫師會說出其他提示：「今天是否為星期二？是的話就請閉上眼睛幾秒鐘」（理解能力）；「『自動化』這個詞怎麼拼？」（拼字能力）；「讀出這篇文章的前三個句子」（閱讀能力）；「跟著我唸『不對、如果、而且、或者、但是』」（覆述能力）。

以下是用於評估各種認知功能的測試方式。

定向能力（Orientation）

人物、地點、時間——這三項訊息可用來廣泛評估受測者的認知功能。問他現在的年份、月份、日期、季節和星期幾，並且先不看手錶或時鐘，猜猜看現在大約是幾點幾分？

注意力（Attention）

注意力有賴於清醒度（警覺性）和動機（合作意願）。注意力的定義為何？我認為是「能排除其他事物、專注於一件事情」。測試方式是，要求受測者以順向和反向唸出一系列的數字。接下來，要求他將一百減七，然後再將這個數字減七、接著再減七，一直算到六十五為止（即一百、九十三、八十六、七十九、七十二、六十五）。

注意力和執行力會擺在一起評估，以檢測額葉功能的完整性（到第六章會更詳細探討這一點）。額葉能抑制個體的行為，測試時，我們會對受測者提出以下問題：「接下來我將朗誦一系列字母。當我說到字母A，請舉起你的右手；說到其他字母時，請舉起左手。」過程中，受測者必須主動抑制錯誤的反應，也就是聽到字母A卻舉起左手。

至於分散性注意力（Divided Attention）是要衡量個體在不同任務間轉換的能力。「請列舉出最近的五位總統，」完成後，再要求受測者：「按字母順序背出這些總統的名字。」（這是測試工作記憶的好方法——先不要抄下任何訊息，然後依照特定的順序在腦中重組訊息內容。）

記憶力（Memory）

受測者在聽到五個不同詞語後，請他重複說出來。過了五分鐘後，再次請受測者去回想那五個詞語，這樣就可以測試他的延遲性記憶力（Delayed Memory）。

唸名能力（Naming）

受測者從簡單的動物圖片中辨認其名稱。

語言能力（Language）

評估受測者對句子的理解力以及覆述能力。比方說：「瑪莉告訴約翰，蕭恩指定他去當吉他社社長。請問究竟誰是社長？」接下來，受測者要「在一分鐘內講出自己知道的動物，越多越好」，或是「在一分鐘內說出開頭為F的字詞」。大多數人在一分鐘內都能說出十一個字詞或動物。

抽象思維能力（Abstraction）

測試的問題如：「蘋果和櫻桃有什麼共同之處？」答案是：「它們都是水果。」有些受測者會回答：「它們都是圓的。」但那並不是最好的答案。「水果」是更高層次的抽象概念。

視覺空間能力（Visuospatial Function）

請受測者畫出一個圓形的時鐘，時針指向十一、分針指向十；或是請他畫出一個三維的立方體。

基於神經科學和神經心理學的篩檢結果，若受測者有罹患失智症的跡象，不論其可能性高低，都應該進行更深入的檢測。為什麼呢？因為心智功能正常的人或有輕度認知功能障礙的人都能順利通過檢測。

接下來的檢查會用到腦部成像設備，它可以檢測出中風、腫瘤和其他導致失智症的結構性原因。電腦斷層掃描是以X光和電腦來生成腦部影像；磁振造影則是透過磁場原理和無線電波來構建出詳細的腦部影像。

基因測試

有些阿茲海默症（主要是早發型）和失智症是會遺傳的，而透過基因檢測就能檢驗出潛在的風險。不過，檢驗結果呈陽性也不一定是確診，也不足以斷定往後一定會患上失智症。我們後續會再深入說明。

最後，血液測試已經越來越普及，用於測量潛在患者體內 β 澱粉樣蛋白和 tau 蛋白的含量。

從腦部功能來全面理解失智症

阿茲海默症和其他失智症都是由大腦疾病引發的失常行為和認知表現。只不過，究竟是大腦哪個部位生病了？

過去半個世紀以來，我們對大腦的理解經歷了重大的變革。直到二十世紀中期，學界對大腦的研究重點都放在劃分功能，也就是說，找出人類的種種能力、行為和傾向是屬於大腦的哪些區域。而當中最極端的理論就是顱相學（後來證明是偽科學）。

德國神經學家加爾（Franz Josef Gall）便是顱相學著名支持者。他認為大腦的不同部位各司其職，甚至只要觸摸大腦表面就能加以區辨。既然每個人的大腦功能各有所長，那頭顱的外觀就會受此影響；功能最強的大腦區域頭顱外表處就會突起。顱相學家聲稱，觸摸頭顱便能夠判斷出對方的情緒、自制力和品德。時至今日，神經科學家都認為這一切是無稽之談。

某些簡單的動作，比如右手臂的活動，確實有明確對應到大腦左側的特定區域（左手則是大腦右側），但較高階的能力（愛、勇氣、宗教信仰、信念等）嚴格來說並不專屬於某個腦部區域。事實上，現在我們不再使用大腦「機能」（faculty）這個詞，而是改用「能力」（power），比如語言能力、推理能力等等。

現代專家認為，大腦功能要從整體性來看，所以各區域是相互協作。據此，每個神經細胞都有潛力去影響到其他神經細胞。以下是電位迴路的示意圖。

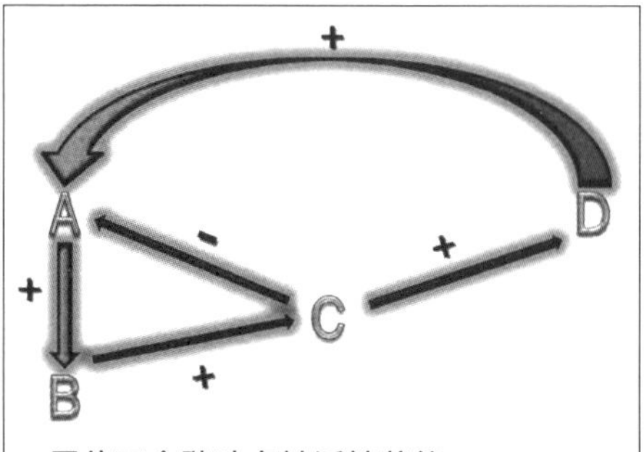

電位不會隨時處於活性狀態

＋＝ 活化
−＝ 抑制

A活化B，導致B放出訊號。B接著活化C，C再抑制A的神經訊號，同時活化D。D完成了電位迴路的最後一關，活化了A，並蓋過了C對A的抑制訊號。

這樣簡單的電位迴路示意圖若應用到大腦中八百六十億個神經細胞。結果就會變得複雜無比。因此，若要理解大腦的功能，便需要效能強大且具備人工智慧的電腦。

幸好一般人只需要大略理解大腦的功能。就失智症來說，我們只需了解額葉和顳葉及其連動所產生的功能。記住本書的內容，就能對失智症有初步與完備的理解。

首先來談顳葉，它位於大腦的側面；從臉的側面看，大致對應到耳朵後面的區域。與顳葉相連接的部位包括海馬迴，它會記錄當下的體驗與記憶。

記憶形成後，其內容會從海馬迴傳遞到大腦皮質的不同區域；這個過程也可以反向運作——皮質向海馬迴傳遞訊息時，就是在回憶那段往事。另外值得一提的是，每次我們在回憶往事時，其內容都會產生微妙的差異。就化學結構來看，被提取的記憶通常與原始記憶略有不同。因此，記憶內容並不像是錄音帶或DVD那樣固定不變，而是有某種變動性，甚至可能變成錯誤的回憶。

顳葉對於自我認知和身分認同也非常重要。在手術過程中，醫師若對患者的顳葉施以電位刺激，患者就可能重新體驗到過去的事件，被喚起高度且複雜的記憶，這就是所謂的經歷性錯覺。

接下來談到，在失智症患者身上，通常會出現跟視覺有關的幻覺，比如看到微小的人影、小動物或熟悉的場景。這些現象都是跟顳葉與其相連接的部位有關。阿茲海默症的最主要症狀「失憶」，就是與海馬迴的受損有關（主要是齒狀迴）。輕症僅涉及記憶障礙，但阿茲海默症患者會不時喪失自我意識感。前面提到，歷史上第一位確診阿茲海默症的患者迪特在針對醫師的提問時，經常回答說：「我好像失去了我自己。」

透過正電子放射斷層造影（簡稱正子造

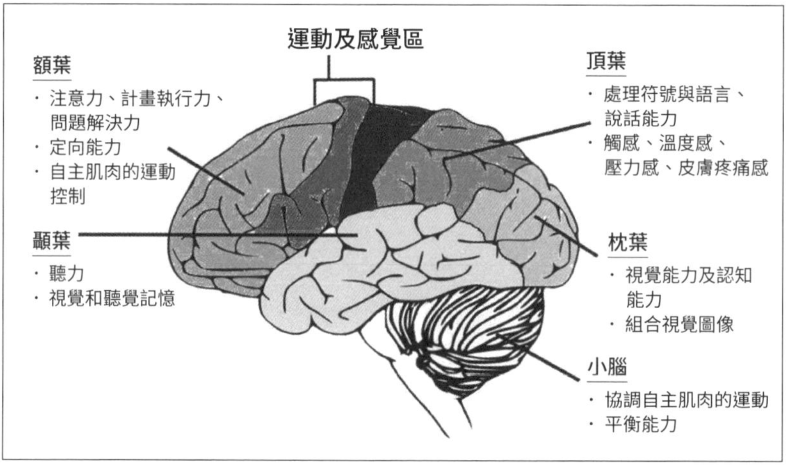

影），我們可看到阿茲海默症患者的顳葉出現嚴重的異常（如血流變化或葡萄糖代謝失常）。在患者身上，額葉是第二大受到影響的大腦部位，不過接下來我們會先更進一步談「記憶」。

第4章

顳葉：令人痛苦的回憶反而更清楚

接著來一步步探索記憶的本質。

如果沒有了記憶，我們究竟是誰？無法回憶起往事、認識的人，還有過去的想法、感受和行為，心靈就會陷入一片混沌。十七世紀的英國哲學家約翰・洛克說，記憶就是個人身分與認同的基礎。不過，我們必須先明確區分不同類型的記憶。記憶就像貓狗、汽車和植物一樣，有不同的種類。

情節記憶（**episodic memory**）

情節記憶的內容是特定的事件。「我現在正在寫這句話」，我當下確實感受到這件事，但日後可能無法回憶起寫作時的具體時間或情境。到那時，該項記憶便進入了語意記憶，喪失了跟時間、地點有關的細節。

語意記憶（**semantic memory**）

大部分的記憶都儲存在語意記憶中。你我都知道《雙城記》的作者是狄更斯，卻不記得是在哪個確切的時間點得知的。若你想得起來是何時得知的，那當時應該有發生戲劇化的事情，比方說，老師指定你要在同學面前朗讀這部小說。在那一刻，大腦的情感中心「杏仁核」活化了起來，並賦予那次經歷某種情感（焦慮）。因此，你對那次的朗讀記憶深刻且清晰。

情節記憶是在有意識的情況下所生成的，而語意記憶資訊量太龐大，只有在受到刺激、被他人問起時（「誰是《雙城記》的作者」），才會浮現到意識中。

工作記憶（working memory）

這是最有趣、最具挑戰性的記憶；對它的掌握度，是你整體智力水平的最大指標。工作記憶特別需要練習才能增強，比方將一串名詞放入腦海中然後不斷重排順序。試試看，不看資料，依序唸出你最愛的棒球隊一到九棒球員的姓名。接下來，最困難的部分來了，按照球員姓氏的筆劃從多到少依序再唸一遍。要完成這項任務，你必須在腦海中喚起球員的名字，然後根據指示重新排列。

這確實並不容易，無法成功的話也不要感到灰心。要執行這種高難度且複雜的任務，一定得先努力鍛鍊你的工作記憶力。

程序記憶（procedural memory）

這種記憶無法用語言來表達。比方說，寫下這段文字時，我雙手放在鍵盤上敲敲打打（且希望日後能看到這本書），但我無法解釋這整個任務是如何完成的（也無法一一感受到）。在手和前臂肌肉的同步運作下，書寫過程順利進行。

同樣地，騎自行車、開車、打乒乓球也是。一開始，我們得戰戰兢兢、不斷練習才能上手。到後來，肢體會自動化變成反射動作，有意識地去思考反而會造成干擾。

請注意，情節和工作記憶在形成時，當事人都是維持清醒的意識。相反地，語意和程序記憶則存在於大腦中的無意識範疇，當中有日積月累存下的資訊。回憶往事時，便是將語意記憶轉化為有意識的感知（情節記憶）。

左頁圖是關於記憶與意識之間的運作流程。讓我們從左上角開始仔細研究它。意識一定會與情節或語意記憶同時出現（不過，通常我們是為了回應外在要求，才會把儲存的訊息帶入意識中）。

程序記憶並不涉及意識，後者反而會干擾到其平穩的運作。比方說，運動員在壓力下想刻意改變根深蒂固的反應與動作，反而會因緊張而失手。

情節記憶、語意記憶、程序記憶共同匯聚成長期記憶。

現在看看圖的底部：

內在對話

在腦海中所進行的自我對話，就像下棋時在思考如何暗算對手。

外在對話

與他人實際進行交談，並做出回應。

視覺和空間訊息

運用感官收集而來的訊息。

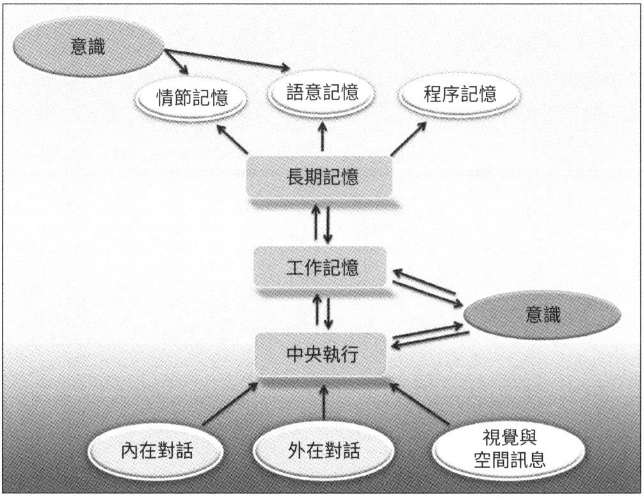

這三種記憶的來源最後會匯聚在大腦的中央執行（即自意識中的體驗者）。最後，以上材料都會直接進入工作記憶和意識。為了讓讀者更具體地理解這些術語，請看以下的例子：

在寫作的同時，我在注意力範圍內聽到妻子卡羅琳在樓下的聲音。她正在與法語老師進行線上課程。在學習詞彙、句法和發音的過程中，她需要運用到情節記憶（課程此時正在進行中）、內在對話（在腦中回顧那些字詞）和外在對話（唸出字詞），並用視覺接收訊息（卡羅琳和老師正一起讀《小王子》）。

每學會一個字詞或短語，大腦就會把它們先儲存在情節記憶中，接著再收入語意記憶中。老師請卡羅琳覆誦時，她的發音肌群、膈膜和胸腔都會活動起來。如果她小時候學過法語，那麼口腔肌肉的運作會更流暢、更協調，而她唸出法語詞彙時會毫無口音。但是，這樣的協調性不是卡羅琳用意識去控制的，而是透過程序記憶展現出來的。現代人常錯誤地稱此為「肌肉記憶」，但肌肉其實沒有記憶能力，而是受神經的指引一起同步運作，就像指揮家得協調眾多樂器。手勢、音量和詞尾變化將逐漸成為卡羅琳的程序記憶。

學過外語的人都有類似的經歷。如果當年的授課老師很有教學熱枕，你應該還能記得上課的情景（情節記憶），而授課內容會轉變為語意和程序記憶。透過內在對話與外在對話的練習，你就能迅速熟悉新的語言。只要講得夠流利，你就不再需要時時留意文法或單字的對錯，因為整個過程都會變為程序記憶。除非你又遇到陌生的單字或片語，才需要停下來、有意識地去查詢意義（啟動內在對話並存為語意記憶）。

在這些過程中，工作記憶扮演何種角色？它負責同時記住多種材料，並根據不同的需求和情境在腦袋中重整。唯一的差別是，這些都是以法語表達的素材。

理解不同類型的記憶後，我們便能試著解釋一些複雜的現象。

一時忘記不是失憶

今天早上，我比平常稍微提早一點出門遛狗。出門的時候，我對妻子說：「妳等一下出門時不要關車庫門。」你猜的沒錯。四十五分鐘後，我帶著狗兒散步回來時，車庫門是緊閉著的。

遇到這種事情，心理諮商師大概會問說：「你的妻子是否為了某事在對你生氣？」神經科醫師大概會猜想：「這或許是早期失智症的徵兆？」但我認為這兩個問題都沒有觸及關鍵點，也無法解釋：為什麼我會在一月寒冷的清晨中，站在家門口無所適從（我出門散步時不會帶手機）。我認為，罪魁禍首應該是程序記憶；靠著這種長期記憶，我們就能自然活用各種技能，而不必刻意記住它們的操作流程。

開車多年後，大多數人就不再需要去思考倒車入庫時方向盤要怎麼打。你不需要低頭看檔位指示器，就知道現在車子是空檔、前進檔或倒車檔，只要憑「感覺」就好了。多虧了長期養成的習慣與程序記憶，我們就能以最省力的方式來開車。

因此，我妻子坐上駕駛座時，她的程序記憶便開始運作，並覆蓋掉她在十五分鐘前建立起的情節記憶：我明確告訴她不要關車庫門。不同的記憶類型會彼此混淆，這不僅令人煩惱，甚至有可能導致悲劇發生。新聞上不時見到，父母親開車載嬰兒出門，但在抵達目的地時卻忘記嬰兒在後座；數小時後，大人回車上就會發現孩子死在車內。這種可怕的事件有個專有名詞：遺忘嬰兒症候群（Forgotten baby syndrome）。我們都必須保持警惕，防止根深蒂固的程序記憶覆蓋掉重要的情節記憶和工作記憶。

後來我問妻子，她開車出門時在想些什麼，她回答說：「你以前總是在我出門後才去遛狗。所以我以為你還在家裡。」這的確是有趣又真實的現象。她奠基於過往的經驗（假設我應該在家），再加上大腦開始執行開車的程序記憶，所以她的行為就進入自動化模式，而早些時候我對她的明確請求——不要關車庫門，就被拋在腦後了。

值得注意的是，「一時忘記」是記憶類型轉換時造成的，而非記憶力出錯。這個區別很重要，他人對你生氣時，你才可以好好解釋一番。有時，這句話會讓你丟掉工作、友誼破裂、甚至婚姻出狀況。事實上，一時忘記是由各種原因造成的，而且通常與記憶障礙或失智無關，只是因為大腦在當下轉到另一種類型的記憶，而不是失憶。

因此，從實用角度來看，在日常例行活動中若有例外的安排（加入新的情節記憶），就必須保持警醒，以免程序記憶自動接管大腦運作，導致意外的麻煩甚至於是災難。

神經降壓素（neurotensin）

想像一下，你正在麻州的瑪莎葡萄園（Martha's vineyard）度假，還去參觀當地的畜牧展覽會和市集。你來自城市，沒有接觸過許多家畜，所以感到有點緊張。接著，你興奮地看著一隻溫馴的山羊吃你手上的牧草和乾糧。日後每當你聞到青草的味道，就會回想起那個下午所感受到的放鬆感。

另一方面，你的旅伴就沒那麼好運了。他碰到的山羊並不溫馴，他試著餵牠時，卻差點被咬一口。日後，當他聞到青草的新鮮味道，甚至是看到山羊的照片，都會有點不安。

你跟旅伴的旅行回憶大相徑庭。根據你們與山羊的相處經歷，你的大腦記錄下愉快的感覺（溫和的山羊帶來正面情感），他的大腦記錄下警訊（手差點被咬產生的負面情感）。這些都是合理的機制；好或壞的經歷，一定會在大腦中產生帶有相應情感的記憶。過往某些經歷若對你造成了傷害或煩惱，你在日後回想起時，就會感到不安。令人驚訝的是，各個記憶有如此巨大的差異，僅取決於一種微小的分子：神經降壓素。

科學家在大腦發現了二十五種以上的生物活性胜肽（這是由數個氨基酸所組成的短鏈聚合物；氨基酸是組成蛋白質的最小單位），而神經降壓素是其中一種。

針對你跟友人的參訪經歷，大腦都做出了反應，神經細胞釋放了神經降壓素，將溫馴山羊與凶狠山羊的印象轉移到不同的神經通路上，並編碼成為正面或負面的記憶。

你認為，正負面這兩種情感，何者會對個體的行為影響較大？

對世界悲觀的人，若得知大腦天生下來就會先回應負面經歷，應該會感到很欣慰。所以理財顧問也總是建議，客戶不要太頻繁地去檢視投資的效益。根據「短視損失規避」原則，你越常檢視賺了多少錢，就越容易發現虧損，而大腦對此最為敏感，所以你就更想炒短線、進出市場。財金專家巴伯（Brad Barber）和奧迪恩（Terrance Odean）的名著《頻繁交易會害你賠錢》（*Trading Is Hazardous to Your Wealth*）就是在警告大家這件事。

回到市集的例子。若山羊真咬了你的旅伴，那他就有充分的理由把它列為令人不快的回憶。相反地，在正面的情境下，你跟羊群處得很愉快，所以就不會在日後對此感到焦慮，而且在大腦中的畫面反而不會那麼清晰。

彼此間並無關聯的事物（如市集、山羊、餵草）所連結起來的記憶，被稱為聯想記憶（associative memory），並帶有某些情感。這些情感體驗在大腦兩側的微小區域裡形成，被稱為杏仁核。儘管有人稱它為大腦的「恐懼中心」，但它也會對愉悅等正面情感做出回應。

記憶力是預防失智症最關鍵的要素，而最簡單的加強法就是去鍛鍊它。我會在第九章介紹每天都可練習的腦力激盪法。但我們先來看第二個與此最密切相關的大腦區域。

第5章

額葉：思考力的中心

額葉位於額頭的正後方。用食指和中指輕觸額頭，然後將兩隻手指滑動到鼻樑，就是從額葉的前部到下部。左右兩側的大腦都有額葉，若要了解其功能，最好的方法就是去觀察此部位受損的人。

來看看瑪姬的例子。四十五歲時，她已在一家大公司擔任高階經理人，是一位成功的女強人。有天上班時，她突然癲癇發作——以前她從沒有這症狀。從電腦斷層掃描來看，她的右額葉有個腫瘤。做了手術切除後，癲癇的症狀便停止了，她也請假在家中調養身體。

手術過後幾個月，某次回診時，她對醫生說自己一切都好，但一同前來的丈夫卻不這麼認為。以前她總是早起，現在卻睡得很晚，而且起床後要花很長的時間淋浴、換裝、收拾房間。最誇張的是，有天上午她拖太久了，直到十一點才進到辦公室。

她的工作表現也變了，現在她坐在辦公桌前很容易分心，從一件事情跳到另一件事情，但都沒有好好完成。她家庭和事業都表現得很糟糕，所以老闆和丈夫都說她「變了一個人」。

她心不甘情不願地去精神科做檢查。她的智商仍然高於正常人，但困難在於無法組織、安排和切換任務。她知道自己該做什麼，也有心去做，卻無法有條理地完成各項細節，以符合他人和對自己的期待。

多虧了神經科醫生，她才知道自己出了什麼問題：腦部腫瘤以及切除手術使她的額葉受損。但她仍然堅持自己能像以前一樣表現得很好，雖然有時也會承認自己有些不對勁，可能無法恢復以前絕佳的工作能力。讓人困惑的是，她的神經心理測驗成績比正常人高，包括記憶力。

她的行為模式還有個怪異之處：處理例行性工作絕不會出錯，但遇到新事物就會沒轍。除了難以集中注意力，她還無法收集及統整資訊、制定行動計畫，也不能靈活應對各種狀況和評估結果。這些都是高階主管的必要能力。事實上，這些就是額葉負責的功能，但都被她的腫瘤破壞了。

這五項功能障礙包括：

行為動機與驅動力（drive and motivation）

患者對未來失去抱負，也無法自我激勵。瑪姬在受傷後變得常常睡到很晚才起床。

她需要丈夫的提醒和激勵，才能按時完成家裡的例行事務。在工作上，她也需要他人的監督和指導，才能有條理地做好份內工作。

排序（**sequencing**）

瑪姬難以將接收到的訊息正確排列出來，並保持其完整的脈絡。她無法監控自己的表現，開始進行某項任務沒多久，注意力就會轉移到另一項。就算一遍又一遍地去檢視已看過的資料，也無法整合多個訊息來源（即「多工處理」）。

執行與管控（**executive control**）

宏觀與掌控大局的能力。在規模龐大的企業裡，管理高層必須平衡許多相互衝突的因素，公司的營運才能獲得最大效益。個人層面也一樣。瑪姬不知道該如何才能有效率地完成工作，因為她失去了這項功能。

高階規劃（**advanced planning**）

對比現實與期望的落差，才能對未來有所規劃，並設定具體的步驟。此外，在實現目標的過程中，也得適時改變與更新行為方式。額葉損傷的患者無法長期地按計畫前進。

自我分析（self-analysis）

加拿大額葉專家斯特斯（Donald T. Stuss）認為，自我覺察、自我意識和反省是額葉的最高階心理功能。瑪姬缺乏自我分析的能力，對於自己是否康復、是否足以勝任工作，在不同的時間點她的想法不斷改變。有時她能以客觀的角度面對問題，並承認自己工作能力退步了，但有時在幾分鐘後，她又改變了主意。事實上，她無法明瞭自己有哪些功能受損，又有哪些連帶的影響。

用一個詞來總結額葉的功能，那就是「思考力」——清晰、合理、有邏輯的思考力。不管是哪種類型的失智症，至少都會有一項障礙是與額葉功能有關。既然記憶力是可以鍛鍊的，那我們也能用邏輯、推理和抽象思考來提升思考力。只要規律地訓練腦力，就有助於預防失智症。

黑天鵝效應

我們的思考總是與某個主題相關。有些思考是我們自己選擇的，而有些是受到他人或外在情況所驅動。而思考與做白日夢又不一樣，也就是必須將注意力專注在某件事物。思考的有效性有幾項重要的標準：邏輯、精確、重點、廣度以及最重要的——有能力、有願意做自我評估。

在傳統上，思考可區分為演繹（deduction）和歸納（induction）。演繹是從一條普遍規則開始，並推斷出具體事物的狀態，例如：「所有的狗都是動物；小黑是一隻狗。因此，小黑是一隻動物。」歸納則是從多個事物推斷出一條普遍規則或概括性的結論，但我們的取樣可能不足。無論我們觀察到多少隻白天鵝，都不能得出「黑天鵝不存在」這項結論。只有不斷觀察，發現特例，才能保守地說出「黑天鵝是存在的」。

智力衰退就更難做抽象思考

在二十世紀初期，瑞士心理學家皮亞傑首次提出：幼童就有思考能力，並在十二歲時進入形式運思期（formal operational stage）。在這個發展階段，孩童有辦法展開抽象思考，遵從邏輯規則，並透過假設進行推理。皮亞傑強調基因和身心成長的重要性。總結他的研究：隨著年齡增長，抽象能力會逐漸增強。

與皮亞傑同時期的蘇聯心理學家魯利亞（Alexander Luria）則發現，除了基因與身心生長外，在思考力的發展中，文化因素所扮演的角色非常重要。一九三一年，魯利亞去研究了俄羅斯的一個偏鄉。當時俄羅斯的現代化尚未普及，而魯利亞的研究對象並不識字，一生都在棉花田工作，思考能力全奠基於個人經驗，而不是抽象與邏輯思考力。

魯利亞描述了這種思考模式的運作過程：「過程中，語言不是用來定義抽象概念或歸納出概括性的論點，而是用以喚起對實際情況的記憶。」

舉例而言，他向受測者提問：「魚和烏鴉有什麼共同點？」絕大多數受過教育的受測者應該會回答說：「牠們都是動物。」但魯利亞的受測者卻具體強調兩者的區別：「魚活在水裡，烏鴉會飛。魚浮在水面上會被烏鴉啄食。烏鴉可以吃魚，但魚吃不到烏鴉。」

魯利亞的受測者不能理解抽象概念與概括的觀念（就算知道也表達不出來）。而隨著教育程度的提高，人們才能從具象的思維轉變到抽象思維。在二十世紀末，心理學家弗林（James R. Flynn）發現，抽象思考力與智商提升有關。

然而，不只以前的人有抽象思維的障礙。蒙特利爾認知評估（Montreal Cognitive Assessment，簡稱MOCA）是評估早期失智症的黃金標準。當中有一項抽象思維的測試：受測者看到相關的事物，例如香蕉和柳橙，得找出它們的相似性（答案：都是水果）。同樣的測試還有自行車和火車（交通工具）、手錶和尺（測量工具）。

其實，這些問題就算是身心健康的人也會答錯。有一定比例的人，即使並未患有神經系統疾病或精神疾病，也會回答「火車和自行車都有輪子」或「手錶是戴在手腕上的，而尺是用來畫出形狀的」。這兩種答案的抽象等級都比較低。抽象能力受損的話，受測者的回答內容會更加具體，且找不到這些概念在功能上的相似性，所以他們會說「手錶和尺都是用鋼鐵製成的」、「自行車騎上軌道會被火車撞爛」。患者的思考方式若太過具體，就可能是思覺失調症或退化性腦部疾病（如阿茲海默症）的跡象。

不過，有些智力或教育水平較低的正常人，也同樣只會做具體性的思考，因此，思考障礙不一定代表當事人的心智異常或病情嚴重。因此，患者的身心狀況不只有正常或失常兩種極端；在認知退化的光譜上，智力和教育水平也要列入考量。

患者的思維異常還有，表面說詞乍聽之下根本不合邏輯甚至很詭異，但若擺在特殊情境下卻是能理解的。例如，有位丈夫在上班前問他的妻子：「我今天應該坐公車還是帶便當？」這樣的問題一開始聽起來晦澀難懂，但他的妻子想起來，下雨時丈夫就會開車去上班，並且在辦公室裡吃便當；但晴天時他會搭公車去公司，然後在附近的餐廳吃午餐。對一般人來說，這種混合了公車、便當、餐廳、汽車和天氣的談話很難理解，因為內容都被高度簡化了。丈夫若把這些話說給妻子以外的人聽，對方一定很難理解他的問題，還認為他有思考障礙、腦袋有問題。顯而易見的是，只要能完全瞭解這對夫妻的生活方式，知道其對話中所隱含的背景資訊，那麼原本看起來很奇怪的問題就會變得合理了。也就是說，丈夫問妻子要帶便當還是要搭公車，是想知道當天的天氣狀況。

具象思考與抽象思考各有優缺點

某人被讚譽為「偉大的思想家」時，就是在說他的研究成果優於普通人，無論是在作品的數量或在品質上。在另一個極端，我們常用「不用心」去形容那些做事不經思考的人；遇到有挑戰性的抽象問題，他們不願意動動腦袋，需要歸納或統整事情的發展時，也不會瞻前顧後，就只是一味地衝動行事。當然，思考得花時間，而問題越困難，所需要的時間也就越長。因此，注意力不足的人無法進行長期而高效的思考，去考慮、評估不同的解決方案。

中世紀的教育學者和思想家統整了前幾個世紀的研究，確立了邏輯這門學科，以引導大家如何正確地進行思考。這些學者的基本信念是：使用符合邏輯規則的思考法，就能獲致真理；但如果思考不合邏輯，就會犯錯。但問題是。機器也懂得遵循規則，那麼就狹義上而言，機器也會思考。例如，若說速算能力是一種思考力，那麼超市收銀機的效能顯然比任何顧客都還要優越。

剛才所提到的思考是在時間框架中，但它也可以對應到空間維度。也就是說，空間的隱喻也會影響到思考方式。

舉例而言，你在辦公室收到主管的電子郵件，其內容宣布：「下周三的員工會議往前移兩天。」那麼，你會在哪一天參加會議？星期一或星期五？這取決於心理學波洛迪特斯基（Lera Boroditsky）所稱的「自我移動觀點」（ego-moving perspective）或「時間移動觀點」（time-moving perspective）。

如果你採取前者，感覺自己是在時間中向前移動的，就會認為會議時間也是往前行的，實際上，就是從星期三延到星期五。

如果你採取後者，總感覺時間是無情地向你撲過來，那麼會議時間往前移，就是從星期三提前到星期一。

由此例得知，我們思考時往往會帶有空間性和時間性的隱喻，而這就是語言所帶來的關鍵影響力。

語言學家沃爾夫（Benjamin Lee Whorf）在一九三〇年代提出，語言決定了我們思考力和表達力。語言越精緻，概念就越細微。雖然醫生和律師也會用一般的詞語（如頭痛或財產），但使用的方式更精細。

學習第二外語時也一樣，無論我們的程度有多好，都還是會搞混用法，尤其是牽涉到成語或俗語時。

我有一位朋友，她的母語是法語，但英語也非常流利。有一次，她聽到有個人對著一群人形容某間小型文理學院為「黑馬」（dark horse）。當事人的意思是，這所學院雖然沒有常春藤名校那樣的聲望，但仍然是非常好的學校。但是我的朋友誤解了黑馬的意思，因為法語沒有這樣的用法。

在此，我希望讀者不要誤會，以為具象性的思考法毫無用處。事實上，在某些情況下，抽象性思維會導致錯誤的結論，而具象的思考法比較保險。以智力遊戲大師大衛·布克（David Book）提出的挑戰為例。

假設你有一套二十六卷的百科全書，每一卷以英文字母為代表。它們按照字母順序排列在一個長型書架上，A卷在最左邊，Z卷在最右邊。現在試想一下，psychiatry（精神病學）和psychology（心理學）這兩個詞條，何者在空間維度上會比較接近A卷？

以字母順序來看，psychiatry中的i比psychology的o更前面，所以答案應該是前者？錯了。試試看，將這兩個詞分別寫在兩張紙上，然後按照英文字母的前後順序，分別插入某本書裡面。

接著闔上書本，並把它放回書架上。這時，你正在轉動書本，第一頁會在最右邊，而最後一頁在左邊。所以上面寫著psychology的那張紙現在是在左邊，離A卷較近。

你這輩子曾把數百本書放上書架，但唯有實際上去做這個實驗，才會意識到這種轉變。

再看另外一個例子的另一個例子。試試看，重新排列NEW DOOR的字母，變出另一個單詞（Rearrange the letters of NEW DOOR to make one word.）。在你開始乾坤大挪移前，請先看清楚我的問題（編按：請讀者仔細看英文原句）。這項挑戰不僅要用到具象性思考，還要讓額葉皮質發揮作用。面對重新排列字母的謎題時，大腦會開啟自動化反應，此時便需要額葉來抑制它。

答案揭曉：ONE WORD。其實不需要太多的思考，答案就在我的問題中。

最後，我們用一個特別有啟發性的問題來結束這一章，它來自於哲學家帕特里克·格里姆（Patrick Grim）：

> 有名牛仔騎著馬星期二來到某個小鎮。他逗留了三天。第一天他在雜貨店工作，第二天在馬廄工作。第三天在警長辦公室裡溜達。他在隔天就準備啟程離去，於是在星期二騎著馬離開小鎮。

這看來很奇怪。從星期二算起的三天後是星期五，並不是星期二。然而，原文又說他騎著馬星期二進入鎮上，三天後在星期二又騎馬離開。這個例子說明了心智設定（mental set）或預期效應（expectancy）的強大影響力。哲學家在設計這個問題時，刻意讓你去思考天數，但在這段敘述中，第一個「星期二」並不是指某一天，而是那匹馬的名字。如此一來，這段話就變得完全合理。

因此，重點在於我們必須能在具象和抽象性思考之間來回切換。「星期二」可以是一周的某天，也可以是一匹馬的名字。我深信，邏輯、謎語和腦力激盪有助於預防失智症和保持靈敏的思維。幾年前我和謎語大師斯考特・金姆（Scott Kim）撰寫過一本書：《愛玩的大腦：用謎語來提升心智力》（*The Playful Brain: The Surprising Signs of How Puzzles Improve Your Mind*）。

有時候為了解決難題，親手執行、實際操作是必要的。這是很古老的謎語，你也許會立刻就知道答案（因為之前就聽過了），也有可能感到非常困惑。如果你不能馬上得出答案，只要簡單實驗看看，答案便會隨之浮現：

> 抽屜裡有二十三隻黑色的襪子與七隻咖啡色的襪子。你得抽出幾隻襪子，才能確保手上會有一雙相同顏色的襪子？

答案相當明顯，對吧？為了拿到兩隻相同顏色的襪子，你只需要從抽屜裡隨機抽出三隻襪子即可。

因此，為了有效地思考，除了了解各種詞語的一般用法（「星期二」是一周的某天），也必須去考慮其他用法，無論多麼罕見（「星期二」確實可以用來指稱動物）。

再來看看另一個謎題：「什麼東西在每秒鐘裡面會出現一次，在一分鐘裡面會出現一次，但在十億年裡面卻完全不會出現？」停下來靜靜思考一分鐘。想到了嗎？再逐字閱讀一次。關鍵在於「鐘」：在「每秒鐘」裡面出現了一次，在「一分鐘」裡面出現了一次，在「十億年」裡面則完全沒有出現。

要解答這些謎題，你必須運用到額葉——也就是負責思考的腦區，所以，多做腦力激盪，如填字遊戲、拼圖、數獨、文字遊戲是很有益的。失智症患者不可能有正常的記憶力，額葉功能也較差。因此，只要反覆動動腦，額葉就能保持高效的運作，而罹患失智症的風險也會跟著降低。

人類最高等、功能最重要的心智思維，全有賴於大腦兩個部位的正常運作，這著實令人惶恐。額葉或顳葉若故障，就可能會導致阿茲海默症和其他失智症。因此，在往下閱讀前，請反覆溫習這方面的知識。

第6章

各種類型的失智症

既然其他類型的失智症並不像阿茲海默症這麼普遍，為什麼我們還要討論它們？首先，它們都與阿茲海默症有共同的特徵，而且有些失智症的症狀在其他疾病中也會出現。例如，患者的記憶力會受阿茲海默症所影響，但其他病症也會導致記憶力失能。不管是哪種失智症，只要情況惡化，記憶力就會出問題。有些失智症會造成神經精神方面的影響，包括行為和情緒，有些失智症會造成運動障礙（motor disturbance）：也就是虛弱、顫抖、容易跌倒、行動不便或肢體動作緩慢。但總體而言，所有的失智症都包含了神經精神和運動方面的病徵。

因此，若要區分不同類型的失智症，就要了解它們之間的差異。這很重要，對於不同的失智症，治療方法、發病時間、病症發展、預期壽命和患者的反應也不盡相同。

不管是哪一類型的失智症患者，他們所說的或做的事情，遲早會引起他人的關注。你不需要是神經科醫生或精神科醫生，就可以意識到對方是潛在的患者。以下是在阿茲海默症以外最常見的四種失智症。

羅賓．威廉斯與路易氏體失智症

二〇一三年十月，在他去世前的十個月，喜劇演員羅賓．威廉斯向妻子蘇珊抱怨說他「腹部不適」，而且感到非常焦慮和害怕。他無法確定是什麼事情使他如此煩憂。接下來幾個月，他經歷了多次的恐慌發作，並且無法記住台詞（他正準備演出《博物館驚魂夜》裡的老羅斯福），這是最讓職業演員感到受挫的事情。如今回顧起來，忘記台詞著實是個徵兆，因為僅在三年前，羅賓還能參與演出百老匯的舞台劇《巴格達動物園的孟加拉虎》（Bengal Tiger at the Baghdad Zoo），並毫不費力地記下數十頁的台詞，演技依舊非常流暢。

有時，羅賓能理性思考、與他人反覆討論，並找出最佳方式來解決問題。「但在五分鐘後，他的腦袋卻會變得一片空白，陷入迷茫之中。」他的遺孀蘇珊如此寫道。

羅賓後來陸續出現許多症狀：偏執、失眠和嗅覺喪失。最令人困擾的是每天都在逐漸加重的憂鬱症狀。

在一年多的時間裡，羅賓接受了各式各樣的檢查，包括血液檢測和儀器掃描，並服用了許多藥物。除此之外，他去做了物理治療、聘請私人教練，甚至嘗試了瑜伽和自我催眠，但這些都沒效。他的病情依舊持續惡化。

當時，醫生認為他是罹患了為帕金森氏症，因為他身體會顫抖、步態搖晃且手臂活動能力減退。而羅賓最終被診斷出來的疾病也確實都有這些症狀。

二〇一四年八月十一日，羅賓被人發現死於家中。根據驗屍報告，其死因是上吊自殺所導致的窒息（氧氣不足）。在他過世之後，醫師檢驗他的大腦，才發現他真正罹患的疾病為何：路易氏體失智症。

此病症是第二常見的失智症類型，也是最難辨識出的一種。以羅賓的狀況為例，他在世之時財務充裕，又身為享譽國際的表演藝術家，卻在過世前都無法獲得正確的診斷。和羅賓一樣，路易氏體失智症的患者至少會有以下四項病徵：

- 思維清晰度、注意力和警覺度都不足。（羅賓難以記住劇本，妻子也說他「陷入迷茫之中」。）
- 睡眠障礙。
- 跟帕金森氏症有關的症狀，如動作遲緩、顫抖或肢體僵硬。（因此羅賓才被誤診。）

- 反覆出現具體又詳細的幻覺。（蘇珊說：「在他離世一年後，有次我跟他的醫生交談，那位醫生回顧了他的病歷，我才知道到他有出現過幻覺，但卻一直瞞著大家。」）

除了這四項病徵，羅賓還有許多足以確立診斷的具體表現，如冷淡、焦慮、憂鬱、妄想、嗅覺喪失、便秘（因為自律神經失調）以及暫時失去反應等。

醫師之所以難以檢測出羅賓患有路易氏體失智症，可能是因為他過去有濫用古柯鹼和酒精的紀錄。他在過世前兩年內接受了戒酒治療，更早之前也戒除了古柯鹼。不過，在路易氏體失智症患者中，不吸毒或喝酒的人不少，卻也經常被誤診為精神疾病，而羅賓的狀況看起來也像躁鬱症患者。

在路易氏體失智症的病徵中，幻覺是最為獨特的。許多患者跟羅賓一樣，都不願意談論自己的幻覺，以免被人當成瘋子。有些患者會瞥見身邊有不尋常的人或事物，看到小動物或已故的寵物，還會將掛在衣架上的外套誤認為真人，或在壁紙上見到某種影像浮現出來。隨著疾病的惡化，小小人、兒童或是可愛動物的幻象會更常出現。

超過一半的路易氏體失智症患者都會有帕金森氏症的病徵，包括動作變遲緩，走路時手臂不會自然擺動，身體僵硬、顫抖，還不時會跌倒。

與羅賓的情況相同，醫師只有在解剖時才能確定患者有路易氏體失智症。根據病理檢查，患者都有腦部萎縮的情況，導致情緒迴路（邊緣系統）受影響，而且神經細胞內有異常的聚集物質「路易氏體」。目前為止，學界已在路易氏體中鑒定出七十多種分子，而α突觸蛋白是最主要的成分。帕金森氏症患者身上也會出現路易氏體，所以路易氏體失智症才更難被診斷出來。

就診斷的正確率來說，解剖或腦部切片檢查高於生物標記物檢測，但後者確實有助於檢測出路易氏體失智症。還有更簡單的檢測方法。透過一整夜的腦電圖觀察，就會發現患者有「快速動眼期睡眠行為障礙」。因此，他們在睡覺時會突然從床上跳起、開始奔跑，直到撞上牆壁或其他障礙物。正常人在睡覺時，肢體會暫時處於癱瘓狀態（身體不會隨著夢境亂動而造成危險），但路易氏體失智症的患者在睡覺時身體仍在活動狀態，只要做惡夢就會起身拔腿就跑。

如果確診的話，目前的醫療手段多少能改善病情，但還沒有完全治癒的方法。此外，比起阿茲海默症的患者，路易氏體失智症的患者從確診到死亡的時間縮短了許多。

額顳葉型失智症：留意情緒爆衝

除了阿茲海默症和路易氏體失智症，最常見的神經退化性失智症就是額顳葉型失智症，它大約占失智症病例中的百分之十五，估計有五萬到十五萬名美國人患病。它好發於四十歲到六十歲間，是最常見的早發性失智症。某些患者甚至早在二十多歲時便已發病。這種病症的惡化過程相當緩慢，通常在發病後三年半才會被診斷出來。額顳葉型失智症患者的初期症狀是行為改變，所以很容易被誤診為憂鬱症或其他精神疾病。不幸的是，對此我們目前尚無有效的治療方法，只能任其惡化下去。

正如其名所示，患者的額葉和顳葉受到影響，因此判斷力、抽象思維和行為控制力都減弱了。

在發病初期，我們無法輕易地看出患者的行為與正常人哪裡不同。例如，若杏仁核和大腦邊緣系統（這個迴路專門負責消化負面情緒並做出外在反應）受到刺激，我們就會大發脾氣、罵人甚至是打人。不過，健康的額葉能抑制這種爆衝行為，會像個好朋友那樣安撫你：「放輕鬆，對這小事情無需過度反應。」但對於額顳葉型失智症的患者來說，額葉已受損，抑制功能便無法正常發揮。

輕微發怒、大發雷霆，都是額顳葉型失智症的最初跡象。

我有位病人罹患了額顳葉型失智症。他之所以被轉診到我這邊，是因為在某次晚餐聚會上的風波。他當時並不想參加聚會，堅持要留在家裡看籃球比賽轉播。他的妻子提議說，不如錄下比賽，這樣回家後就可以觀看。他同意了，但不想在回家前被暴雷，才能好好享受觀看球賽的過程。

那場聚會進行得很順利。有位客人前去洗手間時，剛好瞥見了電視的轉播畫面。他回到餐桌上坐定後，便跟大家報告比賽結果。我的患者瞬間勃然大怒，不但大聲叫喊，還走過去推了那位客人。

接下來的幾個月，他出現更多爆衝的舉動，最終被判定罹患了額顳葉型失智症。除了亂發脾氣，他的記憶力下降了，還常常迷路。他的想像力、具象思考力都退化了。他對許多事情都變得冷漠、也缺乏行為的動機。他的社交敏感度降低了，無法理解來自他人或不同情境下的社交訊息，當然也無法對他人產生認同感。

額顳葉型失智症有三種變異型態，而我的病人屬於行為變異，所以想法和舉止特別異常。首先，他的行為抑制力減退，所以無法用客觀的角度來看比賽，情緒反應比球隊的教練、球員和家屬更加激烈。在那次聚會後幾個月，他開始變得懶散、倦怠，對大小事無動於衷。這就是額顳葉型失智症的第二項判準。因此，即使是經驗豐富的精神科醫師或神經科醫師，也會以為患者得了憂鬱症；他們無法對任何事物產生興趣或熱情，一切都顯得索然無味。

最後一項判準是對他人失去同情心或產生共鳴。幾年前，我在為公共電視製作節目時訪問了一位額顳葉型失智症的患者。過程中，他的妻子坐在床邊依偎著他，但他面無表情，用機器人般的語氣說：「她得了乳腺癌，所以我不知道我還能依靠她多久。」他沒有表現出關心或安慰的態度，只是簡短、直接地陳述現況。不出所料，他的妻子聽了馬上痛哭流涕。

麻省總醫院的額顳葉型失智症權威狄克森（Brad Dickerson）醫師說：

這種病症相當奇特。患者會喪失認知能力，個性還會有一百八十度的大轉變。患者難以調適自己的身心變化，不但會出現無禮的幽默感，還缺乏同情心，且無法掩飾內心的煩躁感。他們有嚴重的溝通障礙，無法正常地進行社交活動。

布魯斯．威利的失語症

顳葉若受到損傷，尤其是左側，患者的語言能力會受到影響，而失語症便是首要出現的病症。患者難以理解言語的內容，無論是他人說的、還是自己說出口的。患者其他的行為症狀也會跟著來。

在二〇二二年三月，國際巨星布魯斯．威利被診斷有失語症，並宣布退休。平心而論，對於演員來說，有什麼比失語症還更令人受挫？因為演員的基本功就是能迅速、犀利、清晰而完美地說出一連串正確的語詞。然而布魯斯卻逐漸失去了這種能力，拍片時，劇組還可以幫忙提詞，但他後來連最基本的對話都做不到。

無論是演員還是普羅大眾，受到失語症影響的人都難以建構出合乎文法和結構完整的句子；他們找不到適當的詞彙，也無法理解語言的意義。因此，他們就更不想與他人對話、交流，除非對方極富耐心與包容力。

被診斷出失語症後，在一年內，布魯斯的病況逐漸惡化，神經科醫師在診斷後，判定這是由額顳葉型失智症所引起的「原發型漸進性失語症」。

不幸的是，額顳葉型失智症無法治癒，只能針對顯著的行為症狀予以治療，例如因額葉功能受損所導致的爆怒言行。就目前所知，額顳葉型失智症可能與累積在大腦中的異常蛋白質有關，即tau（或稱為TDP-43）。科學家已經發現，至少有十五種基因突變與這種疾病相關，因此，這個疾病的不同表現形式可能是出於不同的原因。

阿茲海默症、額顳葉型失智症以及路易氏體失智症都屬於神經退化性腦部疾病，也就是說，患者的異常行為都是因為大腦的結構、化學成分或電流傳導退化而造成的。患者初期大多會出現行為與精神上的異常狀況。

加州大學舊金山分校的記憶與老化專家布魯斯・米勒（Bruce L. Miller）說：「各種精神症狀對於理解失智症至關重要，兩者絕對有科學上的相關性。也就是說，失智症牽涉到器官受損和體內化學作用異常。」

血管性失智症：唯一患者有在減少的失智症

心臟和大腦是密切合作的夥伴，共同維護著良好的認知功能。到目前為止，我們討論的焦點都集中在大腦，但如果心臟及心血管系統出問題，那麼大腦功能也就無法正常運作，甚至造成所謂的血管性失智症。

血管性失智症的首要起因就是中風；心血管疾病沒有成功治好的話，會導致大腦某些組織損壞（即梗塞）。例如，負責控制左側手臂和腿部的大腦組織受損，那患者就會半身癱瘓。若大腦後方的視覺纖維匯集處受損，我們就會失明。

第二種血管性失智症會以緩慢的速度破壞大腦，連血管都會受損。從血管性失智症患者的解剖報告來看，他們的大腦很少有異常蛋白質斑塊或神經纖維糾纏，但是多個區域受破壞或有裂隙，而且皮質上有大面積梗塞，皮質下有小面積梗塞。

阿茲海默症和血管性失智症很難區分，因為患者都有一樣的功能障礙與退化跡象，也無法投入日常工作和社交活動。透過電腦斷層掃描或核磁共振造影，我們就能區分出這兩種疾病。從腦部成像來看，阿茲海默症患者的整個腦部有明顯變小，有些組織也消失了，而血管性失智症患者則是有大面積的血管受損（因動脈硬化所導致）。

有位患者哈羅德年約七十，他在五年內出現了各種症狀，包括記憶障礙、語言障礙（尤其是難以理解別人的話）、左腳拖行（中風所引起的），還有易怒、暴躁及憂鬱等情緒。醫師原本診斷這些症狀都是因中風而起，並看不出有罹患失智症的明顯證據，頂多只是認知退化。但在他過世後，解剖報告卻顯示出，在哈羅德的大腦中，不但有中度至重度的動脈粥狀硬化，各區域也有梗塞，甚至還有纏結和老年斑塊。最終，醫師判定他的主要疾病是血管性失智症，並帶有中等程度的阿茲海默症。

正如哈羅德的案例所示，血管性失智症可能與其他失智症（如阿茲海默症）一起出現。

血管性失智症是常見的失智症，但經常遭人忽視，因為它的初期症狀並不明顯，連神經或精神方面的疾病都沒有。以哈羅德的案例來說，雖然他易怒又憂鬱，但並未出現幻覺或妄想，所以親戚、朋友和醫師都沒有發覺有異狀。這正是血管性失智症的特點：血管梗塞造成各方面功能緩慢地退化。

血管性失智症還有一項特點。過去二十五年來，它是唯一發病率有降低的失智症。二〇二二年，拉什大學的流行病學權威格羅茨坦（Francine Grodstein）在《美國醫學會神經學期刊》發表成果，其內容談到：「我們確實發現，腦部動脈粥狀硬化與動脈硬化的患者這幾年內有顯著減少。」動脈粥狀硬化和動脈硬化都是心血管疾病的罪魁禍首，而過去幾十年來，各國確實有效地減少相關的致病因素並推動全民健康。大家都記得這句口號：「對心臟有益的事情對大腦也有益」。

這些發現對失智症的整體防範有重大意義。也就是說，只要遵循美國心臟協會所建議的生活方式（飲食控制、血糖控制、多多運動等），就能有效降低血管性失智症的發病率。此外，血管性失智症也常會連帶引發其他失智症（尤其是阿茲海默症），因此，改變生活方式，應該是能有效延緩或預防至少一種失智症。

前文描述了四種常見的失智症：阿茲海默症的人數占絕大多數，其次是路易氏體失智症、血管性失智症、額顳葉型失智症。此外，帕金森氏症末期的患者也會有失智症。這些疾病的病因有明顯的差異，但也有共同之處。年齡最明顯的共通點，這些失智症都與老年人有關（除了罕見的遺傳性早發型阿茲海默症以及額顳葉型失智症），也大多發生在中年之後。

年輕人就不會發生失智症嗎？在十幾年前，學界認為年輕人（從青少年到四十多歲）的失智症病例極為罕見，但這個結論現在已經被推翻了。

足球、橄欖球、曲棍球、拳擊等運動越來越普及，許多運動員的生涯甚至能長達二十年，在頭部多次受到重擊的影響下，於是罹患了慢性創傷性腦病變（chronic traumatic encephalopathy）。

美式足球員與拳擊手的失智症

頭部多次受傷的話，大腦會出現一系列的變化，導致異常的tau蛋白積聚。這種廢棄物不但會積聚在腦細胞內，在腦傷復原後，仍會持續擴散。慢性創傷性腦病變的病理特徵很獨特，它們是出現在特定的皮質部位，所以只有在死後解剖大腦，才能確定患者有這種疾病。腦部長期不斷受創的人，其大腦會出現異常類型的tau蛋白。與阿茲海默症相比，慢性創傷性腦病變患者大腦內的澱粉樣蛋白斑塊特別突出，因此，透過顯微鏡，就很容易區分出這兩種疾病。

tau蛋白積聚的過程如下：

頭部受創後，腦膜（大腦的外層）內的小血管（動脈）受損。tau蛋白原本積聚在環繞著這些動脈的神經細胞中。接下來，蛋白質開始洩出，導致炎症，進而引起額外的tau蛋白積聚。只要頭部反覆受創，大腦清除tau蛋白等廢棄物的自動機制就失靈了。

頭部要受創幾次，才會引起慢性創傷性腦病變？對此研究人員之間意見不同。他們試著找出判斷標準，於是開始統計運動員參與競賽的時間。結果令人非常震驚。

只要參與美式足球比賽兩年半，在激烈的碰撞下，罹患慢性創傷性腦病變的機率便會增加一倍。美國人也很愛足球，但相較於一般人，職業選手罹患失智症的可能性要高出百分之六十。更令人擔憂的是，患病的風險不是均勻分布在每個選手身上；守門員最安全，但場上其他球員的風險卻增加了，也就是說，以頭部去點球會增加晚年罹患失智症的機率。

斯德哥爾摩的卡羅琳醫學院（Karolinska Institute）在《刺胳針公共衛生》（*Lancet Public Health*）發表研究指出，除了守門員以外，足球選手的失智症風險較高，職業生涯越長越危險。專家統計了一九二四年至二〇一九年六千名頂級足球選手的健康紀錄；他們當中有百分之八點九患有失智症，相較之下，一般大眾則是百分之六點二。不過，此研究的主持人澄清說，這個結果還無法說明打球與失智症的直接關聯：「即使我們有完美的數據去證明其因果關係，但如何去面對此結論，乃是價值觀的問題。每位球員必須自己去做決定。」

阿茲海默症始發於記憶問題，而慢性創傷性腦病變的患者起於情緒和行為失控。他們很容易不安、沒耐性和暴怒，還會辱罵或出手打人。這些症狀都是「神經行為失調」（neurobehavioral dysregulation），不但是腦病變的初期症狀，也預示了其發展進程。情緒和行為失控代表患者的短期記憶可能會出問題，不但剛發生的事情記不住，還會憑空想像從未發生的事件。患者在情緒爆走幾年後，認知功能就會跟著退化。要留意這些症狀的發展順序和時間點，否則患者會被誤診為阿茲海默症。慢性創傷性腦病變發展到最終階段，就會演變成輕度到重度的失智症。

社會大眾對於慢性創傷性腦病變的理解越來越清楚，所以許多家長都禁止兒女去玩美式足球或踢足球。這算是反應過度嗎？很難講。前面提到，並非每位運動員都會經常承受強烈的撞擊。這種致病威脅因人而異，就看選手所參與的運動項目、在場上的位置以及與他人發生碰撞的頻率和強度。若要準確估算這些因素，除了統整球員的比賽場次、上場時間以及先前發生過的腦震盪，還要考量他們的練習過程，但這並不容易。

對一般人來說，頭部創傷的意外也有可能造成慢性創傷性腦病變，比如發生車禍而有輕微的腦震盪。在民事的法律訴訟中，律師常常會問出庭作證的醫師，例如：「我的客戶在車禍中腦部受到撞擊，他將來是否很可能會罹患失智症？」然而，就當前對頭部創傷與失智症的理解程度，這問題我們難以明確回答。

然而，透過先進的腦部成像技術，神經科學家可以證明，大腦有可能因外傷而受損。我指的並不是會導致頭骨骨折或昏迷的強烈撞擊（這當然會造成腦部損傷），而是較輕微的碰撞。

腦震盪（concussion）一詞是來自拉丁文的 concutere，意思是「輕微搖動」。這個詞在日常中很常見，但人們應該了解不深。因此，在深入研究慢性創傷性腦病變前，最好先認識一下它的含義。

競技型運動員常常有腦震盪，而且他們大多是青少年或年輕人，所以慢性創傷性腦病變是這個年齡層普遍的失智症。

過去十年來，相關研究顯示出，只有不到百分之十的腦震盪會令人失去知覺。但是，輕微腦震盪型創傷（subconcussive trauma）重複發生次數太多的話，可能會導致永久性的腦傷，儘管還不至於引發失智症。

波士頓大學阿茲海默症研究中心的斯特恩（Robert Stern）博士說：「越來越多的證據表明，即使只參加一個賽季，重複發生的輕微腦震盪創傷也可能會影響到球員認知能力以及大腦的結構和運作。」簡而言之，輕微腦震盪的次數太多的話，大腦的結構就會受損、腦內的化學會失衡，導致思考力變差，甚至還可能發展為慢性創傷性腦病變。

雖然頭盔能有效地防止頭骨骨折，但無法保護大腦免於受到腦震盪的影響。原因何在？

與一般人的認知相反，大腦並不是緊密地固定在頭顱內。顱骨內充滿了腦脊髓液，因此大腦比較像是懸浮在其中；腦脊髓液可作為緩衝劑，可以降低輕微創傷對大腦的影響（比如在廚房裡撞到櫥櫃）。但若遭受重擊，比如在足球比賽中跌倒、翻滾，大腦便會不規則地上下左右晃動和旋轉，甚至撞擊到頭顱內側。這些瞬間變化還會導致大腦細胞及其延伸物斷裂，原有的離子（鈉、鉀）失衡，也無法釋放化學物質來減緩神經脈衝的速度。這些因素一結合起來，患者的思維就會變遲鈍，連非常簡單的問題都答不出來。總之，頭盔無法減低外力對大腦所造成的影響。

大多數人在腦震盪後都能完全康復，但對於時常受到撞擊的人來說，預後較不樂觀。以美式足球的運動員來講，年紀輕輕就投入這項運動，所以頭部不時受到重擊，所以更有可能罹患慢性創傷性腦病變。

早在一九二〇年代，學界就已從拳擊手身上觀察到這個病症。他們發現，被打暈的拳擊手都會罹患「拳擊型失智症」(Dementia Pugilistica)，也就是今日的慢性創傷性腦病變。學界目前認為，腦部反覆受創，會引發腦內異常的化學變化，並造成腦組織的結構性退化。

我從十二歲起就對拳擊產生興趣，一直維持到現在。我見過幾位專業的拳擊手，他們說話老是口齒不清、個性吊兒郎當，顯然就是受慢性創傷性腦病變的影響。還有一位前重量級拳擊冠軍成為我的患者，接受我的治療。

有些人會覺得很奇怪，我是大腦健康專家，卻竟然會對這種傷害腦部的事物感興趣。事實上，在我成長的那個年代，若小孩被人霸凌，家長的態度就是「你自己去討回來」。因此，我不得不學會保護自己。小時候我上過一些拳擊課，還在某次大亂鬥中獲勝（那個回憶如電影畫面一樣鮮明），此後就沒人敢欺負我。由此可知，我之所以學會打拳，其實純屬意料之外，是童年逆境的副作用，但也讓我擁有一輩子的興趣。

第7章

數字會說話，但也會說錯話

目前為止，我們已經探討了各種失智症的成因，現在要來討論最讓人困惑的問題：

失智症是否完全對立於正常腦部功能（質的差異）？

心智的狀態可從完全正常到嚴重受損，而失智症是否為此光譜的最末端點（量的差異）？

請注意，這些不完全是科學問題，也跟邏輯有關。但你不必受過邏輯訓練，也能在妨礙思考的荊棘叢中找到正確的道路。

為了釐清阿茲海默症的真相，我們應該去檢視在研究過程中所採用的邏輯思維，因為錯誤的假設通常會導致不合理的結論。

不思考邏輯問題，就無法找到阿茲海默症的肇因、治療法或緩解的方法，也無法大約估計自己患病的機會。

因果關係VS相關性

我們在邏輯上最常犯的錯誤，就是搞混了事情的真正原因以及相關因素。我們不光會在雨天帶傘出門，陰天也會。但是，下雨和帶傘出門兩者只有相關性，並非因果關係。有些人不在乎下雨有多麻煩，哪怕外面是烏雲密布，他們也懶得帶傘，反正到處都能買到便宜的雨傘。但有些人一看到烏雲就會帶雨傘出門，完全不想淋到一滴雨。

總之，帶不帶傘不是邏輯問題，而是個人對風險的評估以及對於在雨天中行動的接受度。

該如何區分真正的原因和相關性？請先看以下說明：

因果關係（causation）

它有絕對的解釋力，能正確而簡單指出事情的起因。假設你在樓梯上滑倒、摔下了幾級樓梯，被送到醫院後，根據電腦斷層掃描，你身上有兩處骨折。由此可知，滑倒和骨折有因果關係；沒有摔倒，就不會造成骨折。

相關性（correlation）

因果關係不容易辨別。「酗酒是否會導致抽菸？」這兩種行為經常同時出現在同一人身上，但並沒有證據顯示它們有因果關係。抽菸和酗酒都是對身體有害的上癮行為，還很容易一發不可收拾。它們一起出現並不奇怪，但彼此不會連動。這兩者的關係僅具有相關性。

相關性可以是正向的，亦即兩個變項朝著相同的方向變化。例如：「卡路里攝取越多，體重就會增加」（暫時不考慮運動和日常活動等變項）。相關性也可以是負向的，亦即兩個變項朝著反方向變化。例如：「花錢多又不賺錢，帳戶餘額就會變少。」相關性不等同於因果關係，但因果關係總是帶有相關性。問題就在於如何區分這兩者的差異。

相關性就像刑事調查中的間接證據。它有某些相關性，有一定程度的說服力，但還需要直接證據才能破案。

回過頭來說，我們是否能找出阿茲海默症的因果關係並預測它的發展，而它是否為多種因素所造成的後果？事實上，我們可以拿被閃電擊中做比較。

被雷擊中的機率有多高？

在二〇二二年八月四日的一場大風暴中，有四個人在白宮對面的一棵樹下躲避雷電，卻還是擊中了。在不到半秒鐘內，六道閃電擊中他們，當中三人死亡。唯一倖存的是二十八歲的安柏（Amber Escudero-Kontostathis），她當時正在等丈夫來接她去慶生。

大家都知道，在雷電交加的暴風雨中不應該站在樹下，但對於忽視這條法則的後果，每個人的認知都不一樣。在接受媒體訪問時，安柏說：「我以為樹被閃電擊中後會著火，然後樹下的人就會四處逃散。」

除了對雷電的知識不足，還有一些因素會影響到思考的邏輯。在路上遇到暴風雨時，我們經常會躲在樹下，也會合理地猜想：「在樹下躲幾分鐘應該不會有事的。」在絕大多數情況下，他們確實也都逃過一劫。

出於自身有限的經驗，每個人對於被閃電擊中的可能性有不同的看法。基於熟悉度效應（familiarity effect），不管是對安柏或她身邊的人來說，日後若在暴風雨時剛好處在室外（即使當下並沒有看到閃電），就會更擔心被雷擊。

太擔心的人去查閱LightningMaps.org，就可以得知美國各地的雷電發生狀況，而且網站每隔二十分鐘更新一次。佛羅里達州是美國的雷擊大地，過去五十年來發生了兩千次人類被雷擊中的事件，當中有三十人死亡。我想有些人會因此不敢踏入佛羅里達州。

有些人是透過報紙或電視而獲知關於白宮的雷擊事件。他們應該不會因此而固定去看LightningMaps.org。更何況，這些統計數字令大眾感到安心：在二〇〇三年到二〇一五年期間，美國每年只有三十五人被雷擊而身亡。更令人安心的是，媒體都說，一般人被雷擊中的機率大約是一百萬分之一。

根據以上各項描述，你我被雷擊中的可能性到底有多大？要回答這個問題真是非常困難。首先，若不考慮個人的經歷或性格，光用統計數據去估算個案發生的機率，其實並不容易。每個人成為雷擊受害者的機率並不相同，因為你我都是活生生、有決策能力的生物，可以採取具體措施來降低風險。而統計數據中的人都只是抽象的數字而已

每個人的行為模式和性格都不同；有些人從來不在雨天外出，所以被雷擊中的機率不高。這又跟地點有關。如果你住在蒙大拿州，被雷擊中的機會大約是二十五萬分之一，比所謂的「一百萬分之一」高得多。

許多跟雷擊有關的事實至今仍無法解釋。例如，在雷擊致命事件中，將近百分之

八十的受害者是男性。有些人試圖去解釋這種差異，但都是以偏概全。二〇二〇年，美國國家雷擊安全委員會指出：「男性有其一定的行為模式，所以更容易遭受雷擊。比起女性，男性更喜歡冒險，所以比較不會顧慮到雷擊的風險。」

最後，我們來談談在室內被雷擊的機率。用常識來想，大部分時間都待在室內的人，應該是不會被雷擊中的。不管你居住在哪一國、哪一地，這一點應該都是能成立的。但事實上，有三分之一的雷擊事件是發生在室內，原因包括房子本身、一旁空地或房子的電線和管路直接被雷擊中。一旦電流進入建築物，便會沿著電路、電話、電視和收音機等家電流竄。人們若剛好在使用電器，或不小心碰到電線，就會被雷擊重傷。電流的導體很多，所以人們在洗碗或淋浴時也可能會被雷擊。

事情很少有單一的原因

既然我們可以降低被雷擊中的風險，那當然也能降低罹患失智症的機率，但無論我們採取什麼樣的措施，都無法完全避險。

因此，前面我們要討論雷擊，就是因為它與罹患失智症的狀況很像。兩者發生的可能性都取決於多個變項在同時段發生，而這些變項都是無法預測或控制的。

這些討論絕對不是在象牙塔裡清談。因為唯有透過理性思考，我們才有機會了解阿茲海默症和其他失智症的相關因素。

再次強調，我們的確很容易混淆事物的相關性與因果關係。例如，有些人（包括我自己）在參加大型會考時，若被允許能喝咖啡或茶，表現會更好。這時，我們能否做出結論：咖啡或茶能提升智力？

事實上並非如此。咖啡或茶的功效在於提升警覺性、專注度、集中力和精力。效力消失後，飲用者的專注力和精神就會衰退。所以提神飲料與考高分有相關性，但沒有因果關係。在某些情況下，這種相關性甚至是反向的：攝取過多的咖啡因會引起焦慮或不安，結果表現更差。此外，成績好壞還有其他原因，比如考前一晚是否睡眠充足？考前複習做了多少？只要有充分的準備，並確實理解教材的內容，那考試時只需要保持一般的警覺性和專注力就夠了，不需要其他提神的食物。

相關性與因果關係的差異有二。首先是干擾因子（confounding variable）。在思考事情的因果關係時，總會有些因素未被測量或考量到。冰淇淋、汽水和啤酒的銷售量與室外溫度呈正相關，因此，在夏季時它們會賣得比較好。但這樣的連結並不是因果關係，因為溫度升高、天氣熱的時候，有些人會開冷氣、有些人會去游泳池，買冰淇淋和啤酒不是唯一的選擇。

第二，有時兩個變項有明顯相關性，更有可能具備因果關係，但卻很難判定哪個是因、哪個是果。這就是方向性問題（directional problem）。而且，因果關係也可以擴大，以便引入不同的因素。例如，你為何會閱讀這本書？是因為對預防失智症感興趣嗎？還是因為你突然想看書，而手邊只有這一本？這些不同的相關性問題會引出不同的回應。

在某些情況下，某一項解釋會比較突出，而成為「原因」。以在樓梯上摔倒為例，可以確定的是，摔倒與骨折有因果關係，但在樓梯上站不穩的原因很多：

> 一時失神、年老無力、酒醉、吃藥的副作用、地毯太滑、樓梯設計不良、手上拿太多東西，或者腿部無力、疼痛或發麻……

這些因素有時也會彼此相關。比方說，當事人年事已高，又患有神經系統方面的疾病（很容易腳麻），並有在服用會影響平衡感的藥物。如果當天他又喝了一點酒，就具備了摔下樓梯的所有必要因素。由此例看來，確實沒有單一的摔倒原因，而是多個因素在起作用。因此，那些因素與摔倒有相關性，而骨折則是由摔倒直接引起的（因果關係）。

無論是好事或壞事，我們總會把它歸結到某項原因。然而，「事後歸因謬誤」（post hoc ergo propter hoc）是最常見的邏輯錯誤。基於大腦的結構和功能，人類總渴望找到解釋方法，而無法容忍不確定性；即使是虛假的說法，似乎也比沒有答案要好。我們的確是有理性的生物，但就像我對拳擊的興趣一樣，許多行為並不總是符合邏輯。

沒那麼神奇的百分之九十九點九

購買衣服時，許多人都會去找網路評價將近滿點的服飾店；用餐時，也會去找百分之九十九點九的網友評價五顆星的餐廳。

這當然是明智的決定，也許這家服飾店或餐廳的來客數其實並不多，但如果絕大多數的顧客都很滿意，那我們應該不會踩到雷。

同樣地，若身體有病要動手術的話，我們也會找沒有發生過醫療糾紛的醫院。搭機出國時，我們也會找飛安紀錄最可靠的航空公司。當然，住院治療和搭機事關人命、風險更大，所以安全值必須盡可能接近完美。

更詳細一點來算，以美國醫療體系來看，每年百分之九十九點九的正面評價代表在一年內還有一百四十四次的醫療疏失、每天有十八名新生兒被錯交給其他父母、一年內會有五百六十七次心律調節器手術失敗。至於美國的航空業，百分之九十九點九的優良表現，背後還有更多災難，這代表每個月有八百架次的航班墜毀。接下來，我們將這個比例拿到失智症的情況去考量。

目前有一種備受期待的阿茲海默症血液檢測，其準確率為百分之八十五，與百分之九十九點九差距還很大。然而，醫療體系預計將在未來幾年內普遍使用它。想想看，如果百分之九十九點九的準確度還不夠，那應該要追求多高的準確度？在風險極高的領域中，也許還得推進到百分之九十九點九九九。

舉例來說，電力公司在一年內的停電總時數若為四小時，那就代表期保護率為百分之九九點九五四。這還可以接受。對於一般小公司來說，一年遇到總共四小時的停電，並不會有什麼嚴重的後果。但是，對於大型金融公司來說，在關鍵時刻停電個幾分鐘、無法進行各項交易，就會損失掉數百萬美金，如果一年停個十次（加起來四小時），損失就更加驚人。因此，百分之九十九點九五四的保護率還不夠好。要達到百分之九十九點九九九，一年內的停電總時數才會低於五分十五秒。即使是這樣，這段時間若剛好發生在重大時刻，後果就會非常嚴重。

多考慮其他因素就能改變統計數據

其實，我們在應用統計數據時，也經常會犯下推論錯誤。丹麥的環境經濟學家隆伯格（Bjorn Lomborg）發現連專業的醫學期刊《刺胳針》都會有推論錯誤的文章。某位學者提到，事實很明顯，在不到二十年的時間裡，全球老年人熱死的人數上升了百分之六十八，是由於氣溫迅速上升所引起的。既然是「由於」，所以「氣溫上升」與「老人熱死」是因果關係。

但此研究並未提到六十五歲以上的老人增加了多少。事實上，過去二十年來，老年人口增加了百分之六十。因此，從統計學來看，加入人口增長幅度後，因過熱而死的人數是上升了百分之五，而不是六十八。依據群體人口的增減去調整死亡率，這在統計學上是相當基本的工作，但不知道出於什麼原因，研究老人死亡的學者遺漏了這一點，而缺乏洞見的期刊編輯也未能發現錯誤。由此可知，只要更詳盡地探究問題，就能看得更加清晰。

不光是氣溫上升，極度寒冷也會致死。在二〇〇〇年至二〇一九年期間，美國和加拿大每年有兩萬名老年人因高溫而死亡，但因寒冷而死的人數每年有十七萬人。這兩者的差距如此巨大，但《刺胳針》的那篇文章並未提及這一點。

隆伯格在《華爾街日報》補充說：「依據當前全球的氣候變遷，老年人死於高溫的人數增加了一萬七千人，但因寒冷而死的人數減少了至少五十萬名。」

因此，只強調因高溫而死的人數，卻忽略因寒冷而死的案例，這是有誤導性的研究。若要正確估計全球氣溫上升所造成的影響，就一定要考慮到人口的增長，以及因高溫和寒冷所造成的死亡案例。

當然，研究人員不會刻意曲解事實，但只要納入增加的老年人口以及因寒冷而死亡的人數，就能把令人恐懼的數據轉變為可管控的現況，也就是說熱死的死亡率不是增加了百分之六十八，而是百分之五。

別擔心萬分之一的副作用

不管統計哪些數據，一定要保持冷靜、理性與客觀，別讓情感影響思考過程。透過正確的數據以及正確的推論，才能得出可靠的機率。大多數人都可以想到一些事例來歸納出似是而非的結論，但在他人眼中明顯只是偏見。

幾年前，我治療過一位三十多歲的女性患者，她每個月會發作兩到三次的癲癇症，但標準的藥物吃了沒效。癲癇發作非常危險，甚至會致命（如果她剛好在樓梯頂端或浴缸中發作），因此她需要其他更有效的控制方法。

於是我為她開立了一種新的抗癲癇藥物，她的癲癇症狀不僅停止了，還因為副作用體重減了十公斤。六個月後，我的患者變了一個人，不但沒有癲癇發作，還得到了夢寐以求的苗條身材。但在這時，統計數據成了問題。

生產此藥的藥廠向所有醫生發出了警告信，內容指出，有幾位患者服藥後血液有嚴重的異常狀況，而一般人出現這種症狀的機率是十萬分之一。

我當時坐在病人旁邊，向她說明這項事實。她仔細聽著，問了幾個問題，然後說：「我不想繼續服用這個藥物了。」

我試圖跟她講道理：「如果換成是我，我肯定會把握機會，繼續服用藥物。」她有點不悅地回答說：「醫師，你很清楚地表達了你的選擇，但當前要討論的是我的狀況。我不打算服用它，因為每十萬人就會有一人血液出現異常反應。」兩個月後，她回到診所。她的癲癇發作頻率恢復到每個月兩次，體重也上升回來了。

那麼，換作是你的話，你會繼續服藥嗎？

即使自己並未察覺到，但每個人承受風險的程度都不一樣，甚至與自己最親近的人也有差異。上面那位患者的丈夫也認為，藥物有效的話就應該繼續服用。但他也無法成功說服妻子。

在談論風險因素以及相關數據時，我們很少考慮到這樣的矛盾。如果醫界最終開發出有效的阿茲海默症藥物（我對此深具信心），那它肯定還是會有風險，甚至有潛在的嚴重副作用。可想而知，一些阿茲海默症初期的患者會拒絕服用新藥物，或延緩使用時機，以便觀察其他使用者的副作用情況。但如果拖延太久，以至於失智症惡化到無法自己決定要不要服藥。那麼接下來又該怎麼辦？

克里斯．漢斯沃（Chris Hemsworth）的失智基因

想像一下，若有醫師說：「現在有個新發明的檢測，可以估算你在六十五歲前罹患阿茲海默症的可能性。當然，世上沒有百分之百準確的檢測，這個新方法也不例外。但如果檢測結果是陰性，你罹患阿茲海默症的機率就只有百分之十；如果是陽性，你在六十五歲前罹患阿茲海默症的機率將高達九成。那麼，你想要接受這項測試嗎？」

此外，如果只有你一人會知道檢測的結果，那你還願意去做嗎？換句話說，醫師會提供給你檢測工具，並指導你如何操作。當然，最終你也可以把檢測結果告訴他人。

再換成另一種情況：醫師幫你做檢測，而結果會記錄在你的病歷中。此時你還想做檢測嗎？有些人會因此不參加檢測，因為若結果是陽性，反而會感到非常苦惱。

不過，也許會有外在壓力迫使你去做這項檢測並公布結果；比如伴侶想據此決定是否要跟你共組家庭，或者幫你購買醫療保險。

假設結果真是陽性的話，你會如何應對？你從父母親身上遺傳到了ApoE4基因，所以你罹患阿茲海默症的風險高過一般人十倍。面對這項令人警醒的消息，你會繼續原有的生活方式，還是退縮逃避？你的反應會受到你的財務狀況所影響。假設你是富有、生

活無虞的好萊塢電影演員，也很喜歡演戲，但得知患病的風險後，你還會繼續演藝事業嗎？

事實上，這個例子並不是我憑空幻想出來的。二〇二二年十一月，知名演員克里斯．漢斯沃在他所參與的紀錄片《克里斯漢斯沃的極限挑戰》中做出了一個意義重大的決定。這個節目旨在探討人類如何延長壽命、保持健康以及提升內心的滿意度。漢斯沃決定進行基因檢測。並在鏡頭前面公開結果。

結果，他的阿茲海默症基因檢測結果是陽性，醫師和節目製作人阿羅諾夫斯基（Darren Aronofsky）當場喊卡，並私下與漢斯沃進行交談。後來，漢斯沃在接受《浮華世界》訪問時，表示他當時的確萌生「最嚴重的恐懼」。他宣布暫時息影，並且對BBC的記者說：「我心中觸發了某種感受，於是決定休息一段時間。」在那之後，漢斯沃對外說明，他將利用這段時間「採取預防性措施，因為它們會影響我餘生的發展」。

漢斯沃在說什麼或在暗示些什麼？首先，他明白表示，為了避免罹患阿茲海默症，得先將全部的時間都拿去進行預防性措施。然而，不管是在本書中會提到的方法，或是當前所有的醫療建議，都不會用上許多時間與精力。因此，漢斯沃的決定極有可能是情感上需要消化，而不是來自於理性思考。這不是在批評，每個人接收到這種攸關生死的消息時，都會有獨特的反應。假設我是漢斯沃的話，也許會更加情緒化。

目前檢測阿茲海默症的方法，主要是透過血液檢測找出異常蛋白「β澱粉樣蛋白」。另外，透過正子斷層造影技術，我們可以看出大腦內澱粉樣蛋白的成像，並推估斑塊存在的可能性。這就是目前檢測阿茲海默症的黃金標準。血液檢測與正子斷層造影的結果大約有百分之八十五的機率是相符的。換句話說，不相符的機率有百分之十五。學界即將推出的新版的檢測法，而兩者的符合比例將提高到百分之九十。但如此一來，還是有百分之十的受測者有風險，此機率遠遠高於前面提到的百分之九十九點九九九。

當今世界充斥許多預測性的醫療檢測。基因和幹細胞的研究飛快發展，各種檢測法如雨後春筍般出現。如阿茲海默症這樣的退化性疾病，其發病的機率也應該越來越容易預知，搞不好就會像產前辨識胎兒性別那樣普遍了。

失智症的潛伏期遠超過我們的想像

一般來說，我們很難預料到自己何時會突然摔下樓梯，而且最嚴重的傷害都發生在那個當下。摔下樓梯的原因與受重傷幾乎是同時發生的。相比之下，失智症初期症狀出現時，較像是在泳池中緩慢行走，從淺水區開始，然後緩步移動到深水區。

關於老化和失智症，過去有個研究非常經典，而其結論指出，失智症的病程是逐漸惡化的。這項「修女研究」（Nun Study）始於一九八六年，由流行病學家斯諾登（David Snowdon）發起，參與研究的修女來自美國各地的修道院，總共有六百七十八位。在研究開始時，有些修女的身體功能健全且相當健康，有些修女則有殘疾。她們的年齡介於七十五歲至一百零三歲之間。

之所以選擇修女作為研究對象，是因為她們的生活方式大致相似：偶爾小酌、不抽菸，生活和工作的環境大同小異。斯諾登調閱這些修女一生的醫療記錄，還有家庭狀況和就學經歷，並調查她們的社交和工作背景。

除了這些資訊來源，斯諾登的研究還受益於另一項非常獨特的紀錄：修女們在加入修道院時（通常是在二十二歲左右）所寫下的聲明書。這些自傳與自述撰寫於幾十年前，斯諾登可用它們來評估修女們健康時的認知能力。而一九七〇年代以後，修女們又接了做了幾次認知能力測試。斯諾登觀察到，比起晚年罹患失智症的修女，認知能力還很好的修女「認知密度」(cognitive density)較高：也就是說，在她們年輕時所寫下的文句中，夾雜了清楚的想法與觀點。

有一位修女在接受訪談時已經九十三歲了，不但剛完成了自己的傳記，也常參與縫紉、編織、打牌和散步等活動。她說：「我在一九二一年時念完了八年級，那時就很渴望去曼凱托修道院修行，但我沒有勇氣跟父母說。幸好艾格利達修女替我提出了請求。」

另一位修女在七十年前寫下的聲明就非常不同；她現在九十幾歲，已有失智症的病徵。她在二十多歲時寫道：「我離開學校後就去郵局工作到現在。」

第一位修女在聲明中提到她曲折的修道生涯，包括內心的矛盾與掙扎，也不敢地向父母提出她的願望。相對地，第二位修女只提到曾在哪裡工作。

「修女研究」還有許多引人入勝的內容跟結論，在此無法一一提及。我只是要強調，失智症的發展非常漫長，甚至在確診前的數十年就已經開始。因此，我們有理由相信，在家人和醫師發現病人的症狀前，阿茲海默症早已經潛伏已久了。

預防篇

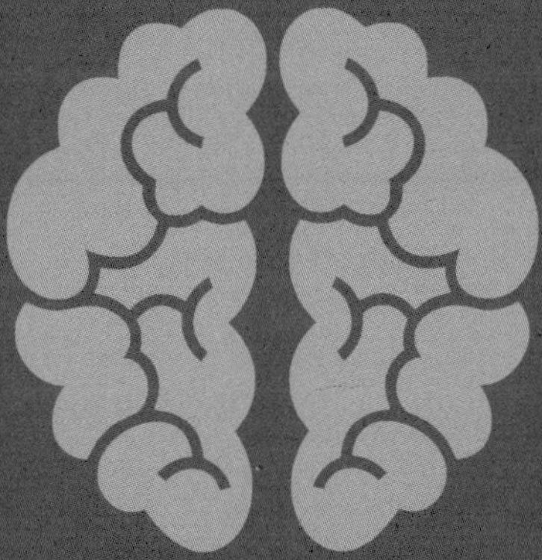

第8章

聽力是最有機會改善的失智症風險因素

有三個人在討論寵物。

第一個人說：「我是狗派，其他寵物帶來的溫暖陪伴都比不上汪汪。」

第二個人說：「小時候，媽媽在家裡養了很多貓咪。所以我遺傳到了她對貓咪的偏愛。」

第三個人說：「我嘛……我會傷害寵物。」

第一個人不可置信地說道：「你會傷害寵物？」

「不是那個意思，我是說深愛寵物。」

在另一個場合裡，又發生了類似的烏龍事件，有位先生跟攝影師友人聊天。

攝影師：「給你看一些監獄的照片。」

某先生：「監獄？你沒事幹嘛去那裡拍照？」

「不是監獄，是煎——魚。」

最後還有一個例子。某先生跟妻子去參觀博物館，並在某個展間看見了一組獅子和勇士的青銅雕像。

妻子催促著他：「快看那個豬豬。」他仔仔細細地審視了整組雕像，然後說道：「我沒有看到豬的記號，這裡只有獅子跟勇士。」

「不是叫你看豬，是那隻獅子太雄偉了，一旁邊的勇士像看起來像侏儒。」

聽錯話的情況確實很滑稽，但對於聽力有問題的人來說卻很難受。聽力差的人會搞錯說話者的意思，也無法掌握對話的脈絡，甚至誤解了對方的意圖，正如以為有人要「傷害寵物」。

對於高頻聽力輕度或重度受損的人來說，這些誤會卻是家常便飯。在七十五歲以上的人裡面，大約有一半的人有嚴重的聽力障礙。二〇二〇年，刺胳針委員會的統計報告指出，在罹患失智症的風險因素中，聽力受損是最有可能改善的（百分之八的病例都有這個問題）。

根據二〇二三年的「美國健康和老年人趨勢研究」（NHATS），自二〇一一年以來，六十五歲以上、有中度至重度聽力受損的人，其罹患失智症的機率比一般人高出百分之六十一。

義大利的精神病學家洛祖波內（Madia Lozupone）表示，中年人的聽力喪失是最重要、最可修正的失智症風險因素。

在《神經學》（*Neurology*）期刊的社論版中，洛祖波內博士闡述了她所謂的「認知耳」（cognitive ear）：「這個術語聽起來很新鮮，意思是說，除了耳朵和聽覺皮質外，其他皮質區也連帶著在處理聽覺功能。」

換句話說，聽力受損者除了聽錯話，也會解讀錯誤，因而出現不當的反應，就像前面提到的三個小故事。持續惡化下去的話，聽者的認知能力就會退化，最終導致失智症。

因聽力受損而罹患失智症的人口，每個國家都不一樣。在美國，聽損所引起的失智症案例數量低於其他國家。在一項縱向研究中，專家觀察了九千四百一十二名巴西老年人，而聽損在失智症的肇因中排名第三（百分之六點八），僅次於教育程度過低（百分之七點七）和高血壓（百分之七點六）。種族和民族屬性對於罹患失智症的影響力較小，貧富差距的影響力也不大：最富有和最貧窮的地區間只相差百分之六。在這篇《失智症與阿茲海默症》的研究中，作者指出：「與高收入國家相比，巴西更應該從多個層面去預防失智症，包括教育普及、降低高血壓人口和改善中老年人的聽力問題。」

各國聽力受損的人口不同，原因還包括健保和醫療系統的普及性。在世界各地，外耳道中的耳垢（學名為耵聹，也就是耳屎）是聽力受損最常見的原因。治療方法很簡單，就是清除耳屎就可以了。但像印度這樣的國家，由於其醫療資源不足，只能讓非專業人員用陽春的方式去完成這項工作（結果顯然相當成功）。

聽力受損後，母語都會變成外語

聽力正常的你在與人對話時，對方的聲音會刺激到你顳葉前部皮質（anterior temporal cortex）的聽覺區。但是，若你因聽損而導致語言能力受損，那麼對方的聲音就會轉而刺激到你的前上顳葉皮質（anterior superior temporal cortex）和後上顳葉皮質（posterior superior temporal cortex）。此外，你的大腦也會啟動注意力和其他認知功能，牽涉到的區域包括額葉，尤其是左側額回（frontal gyrus）。

其他腦區被啟動後，與人對話時你會覺得很辛苦，因為你必須更專心、更努力才能理解他人的話。這些額外的工作會占用到其他腦區，而後者原本是用來評斷、回應你所聽到的話語。這些效能降低後，你就很容易漏聽或聽錯對方講的話，也很難掌握細微的意思。

為了具體感受這種現象，想像一下你正在學習新語言。為了加強學習效力，你每周都會跟從西語區來的朋友聚會，而且彼此只能使用西班牙語交談。這些聚會是絕佳的學習場合，也非常具有挑戰性，老實說，還會讓你感到筋疲力竭。為了聽清楚對方說的話，你必須非常專注，接著你還得設法用西班牙文表達你的回應與想法。聽損者與他人交談時，就像我們跟外國人練習對話一樣，聽跟說都要花費許多精力。聽錯話、誤解對方的意思，聽損者就會感到尷尬又難堪，甚至產生輕度的認知障礙，邏輯與思考能力受到影響；長時間持續下去，就會演變成失智症。

在聽損惡化的過程中，精神症狀（如幻聽）也會出現。患者會聽到實際不存在的聲音或音樂，而且內容通常沒有任何意義。

既然聽力受損很有可能會導致失智症，那麼使用助聽器當然是有幫助的。事實上，許多文獻都證明這是一項有效的策略。為了公正起見，我要坦承一件事，本章開頭所描述的滑稽故事，主角就是我。這些事件發生在十年前，而我因此意識到我可能患有輕度至中度的聽力受損。我也因此去尋求專業的協助。現在我配戴助聽器，它們大大改善了我的生活品質。我懷抱著高度的期待，希望在矯治聽力受損後，就能預防早期的認知功能障礙，而後者可能是阿茲海默症的前兆。

邦納症候群

第二種重要的感官失能是視覺。人類是視覺性的生物，比起視力的話，大多數人都寧願失去聽力。但實際上，視力衰退對失智症的影響比較低一點。人與人連結的元素大多都與聽覺有關：口語所傳達的情感、熟悉的人與地方的聲音。正如作家海倫・凱勒所形容的：「失明使人與事物隔離，而失聰導致人與人隔離。」但無論是失聰還是失明，都會提高罹患失智症的風險。

在一七六〇年，生物學家邦納（Charles Bonnet）觀察到，他九十歲的祖父查爾斯・盧林（Charles Lullin）看到了某些別人看不到的東西。幾個月後，盧林雙眼都做了白內障手術。不幸的是，他的視力持續在惡化，還說他看到了精細又迷你的男人、女人、小動物、建築物、掛毯以及馬車。這些幻覺讓邦納感到很擔憂，但他的祖父並不擔心，還爽朗地承認說，他知道這些人事物都是他想像出來的東西。除了這些奇怪的幻覺外，他的認知能力依舊正常，身體健康狀態良好，沒有任何精神疾病的跡象。

在接下來的半個世紀，神經科、精神科以及眼科醫師逐漸了解視力受損和幻象的關聯性。以前的患者總不願意承認自己見到的是幻象，所以醫師就幫不上忙。但是誰又能怪他們？看到別人看不見、非現實的東西，可是會被大家當成是瘋子的。後來，醫界將看到幻象的症狀命名為「邦納症候群」，並加以深入研究，最終發現：視力越差，就越有可能看到幻象。

針對這種疾病的起源，精神科和神經科醫師的意見非常分歧。視力受損者常有邦納症候群，精神科醫師都將重點放在幻覺的內容，而神經科和眼科醫師則強調，幻象是因視覺損害所引起的。

時至今日，醫界將邦納症候群歸類為「感官功能喪失症候群」(acquired sensory deprivation syndrome)。與聽損一樣，視力受損會導致大腦與外界隔絕；缺乏正常的視覺刺激，大腦的視覺中心會產生自發性的脈衝，進而形成幻象。

幻聽的人比較會相信幻覺是真實存在的，甚至到了偏執的程度。相較之下，視力受損的人反而更願意承認自己看到的是幻象。原因在於，失明的人能輕易地與他人保持情感互動，因為還聽得到聲音、也還能與人交談。但是失聰會切斷情感聯繫和社交活動，令人無法透過音調和語速產生情感共鳴，甚至變得容易猜疑和偏執。

白內障手術不會一次做雙眼

在一九五八年，威斯曼（Avery Wiseman）和海克特（Thomas Paul Hackett Jr.）兩位醫生在《新英格蘭醫學雜誌》上描述做了眼科手術的心理狀態。當年在進行白內障手術後，患者在恢復期間必須戴著眼罩。這兩位醫師希望大眾關注以下現象：患者常在手術後變得神智不清（一種絕對可逆的失智症），不知道自己身在何處，也常看到幻象。

威斯曼與海克特指出的現象後來被稱為「黑眼罩幻覺症」，它並非直接導因於白內障或是手術過程，而是戴上眼罩所導致的視覺喪失。在最嚴重的情況下，患者的時間感和空間感都會被扭曲，還會看到生動且駭人的幻象。這個症狀在夜間比較嚴重，所以醫師們得出的結論是：白天時，繁忙的醫院病房裡充滿嘈雜聲，所以患者可以得到聽覺刺激，但夜間就缺少這種刺激，病房便安安靜靜，欠缺聽覺刺激，雙眼又被罩住，所以才會出現幻象。

威斯曼與海克特醫師寫道：「這類似於感官能力受損，對於環境的誤解轉變為妄想，焦慮轉變為恐慌。」而治療方法很簡單：永遠不要再用眼罩遮住雙眼！這種病症對患者和醫師都很折磨，所以現在的眼科醫師不會一次做雙眼的白內障手術。就算患者的兩眼都要切除退化的玻璃體，但還是會分兩次進行（相隔至少兩個星期）。

眼見為憑

投入神經精神醫學後，我在執業生涯早期遇到了一個極端的病例，足以說明眼見不一定為憑。有位五十九歲的女性中風了，在做過各種檢查後，眼科醫師證實她失明了。我拿小型手電筒照她的眼睛，而她的確無法辨識出手電筒是開啟還是關閉的。但是，她不像我之前看過的視覺受損患者，因為她堅稱自己並未失明、凡事都看的見。我和她之前找過的其他醫師一樣，花了許多時間向她解釋檢驗結果。在對話過程中，她越來越煩躁。最後，她終於不耐煩地跳下病床，我當時措手不及，只能看著她在病房內奔跑，直到撞上牆壁。

那個力道之大，顯示她沒有發覺前面有一道牆。在那一刻我才恍然大悟，這位女性患有安東症候群（Anton syndrome），亦即妄想自己沒有失明。

這種症狀在歷史上的最早記載，是出現在羅馬哲學家塞內卡的《給盧西利烏斯的道德書簡》（*Ad Lucilium Epistulae Morales*）：

> 你應該認識哈爾帕絲，我妻子請來的喜劇演員；她一直住在我家裡。這個愚蠢的女人突然失明了。聽起來難以置信，但我向你保證這是真的：她竟然不知道自己已經失明了。她一直要侍從幫她換房間，她說那裡太暗了。

我的病人以及上述的喜劇演員都是對身體狀況和自我形象的認知有落差。具體來說，她們無法感知到自己的身體有缺陷了。這種疾病相當罕見，患者的信念太執著，以至於無視自己失明的狀態。

從邦納症候群、黑眼罩幻覺症和安東症候群可看出，感官刺激的存在與否，會嚴重影響到個人的理性思考和信念。失去視覺的當下，患者當然難以接受，因為大腦內的視覺路徑（大腦後部左右兩側的枕葉皮質中的視覺末梢器官）遭到破壞了。

一般來說，在感官知覺和信念交互作用中，我們都會以前者為最終的判準（所以俗話說「眼見為憑」）。但在某些情況下，虛假的信念會強過感官證據，尤其是喪失了聽覺或視覺後，患者會產生離譜的妄想。但一般來說，若有人宣稱：「你親眼所見的事情不可信，唯有信念才是真的。」你應該會感到難以置信，甚至會覺得對方很可笑。

「等等，我可以解釋這一切。」有位被妻子抓姦在床的丈夫結結巴巴地說道。「妳是要相信我所告訴妳的事實，還是要相信妳那雙會矇騙妳的眼睛？」事實上，我們都知道妻子會相信哪一個。

第9章

記憶力和身體都要鍛鍊

我在幾年前進行了一項研究，對象是七、八十歲的美國活力老人，他們有創造力，也持續在發展志業。我很好奇他們是如何做到這一點？有哪些很棒的生活態度和習慣，可以在大腦老化時，讓人保持行動力和健康？

長壽通常被視為人生勝利組的象徵，但這不是絕對的，畢竟沒有生活品質的話，總令人生不如死。在我看來，更好的衡量標準是目的感，也就是到了八、九十歲還能有所成就。為了探討這一點，我曾在某一年訪問了幾位頗有創造力的銀髮族，看看哪些方法有助於維持成就感。這些傑出人士如下：

莫里斯・韋斯特（Morris West），八十歲，知名作家，撰寫過二十七本小說，訪談時他正在創作《教皇》（*Papacy*）的第一集。

查爾斯・古根海姆（Charles Guggenheim），七十一歲，紀錄片製片人，在拍片生涯中總共獲得了四次奧斯卡獎。

丹尼爾・肖爾（Daniel Shorr），八十歲，新聞記者，也是國家公共廣播電台的知名評論家。

C・范・伍德沃德（C. Vann Woodward），八十八歲，美國最受敬重並且極具影響力的歷史學家，訪談時他仍在擔任《牛津美國史》（*Oxford History of the United States*）的編輯。

阿爾特・巴克沃德（Art Buchwald），七十三歲，全國知名的專欄作家，也是數十本書籍的作者，包括感人的自傳《離家》（*Leaving Home*）和《永懷巴黎》（*I'll Always Have Paris*）。

哈麗特・多爾（Harriet Doerr），八十六歲，她直到六十五歲才開始寫作，其小說《為伊巴拉採石》（*Stones for Ibarra*）獲得國家書卷獎。

這些受訪者幾年來接連去世，但都擁有長壽且成功的人生。

在那次訪談後，我又持續訪談很多人，以了解健康的大腦功能、創造力和預防阿茲海默症等議題。他們最常提到以下這十種人格特徵和因素：

（1）不斷學習

（2）保持好奇心
（3）保持活力
（4）保持忙碌
（5）定期運動與鍛鍊體能
（6）接受因年老而難以突破的侷限
（7）讓生活充滿多樣性和新奇性
（8）多提當年勇，保持自我認同
（9）保持人際關係和社交網路
（10）多多接觸年輕人

他們最常提到的特質是好奇心。巴克沃德完美地闡述了好奇心的重要性：

若想要保持創造力和敏捷的思維力，就必須想出別人從未想過的事情，或用新穎的方式去處理熟悉的事物。最重要的是必須擁有好奇心。

舉例來說，幾分鐘前我在葡萄園散步時，我撞見了一起輕微的交通事故。我停下了腳步，因為我對當事人和事故原因感到好奇。其他人看到這種情況時，只會想到有沒有保險、當事人的身分以及賠償費用等問題。但這樣想不足以保持靈敏的思維和活力。你必須對人們及其言行舉止保持好奇心。

駕駛與乘客是誰？他們原本要去哪裡？針對這次輕微而倒楣的事件，他們的反應是什麼？我對這些事情感到好奇。如果興趣和好奇心不再自然湧現，那麼無論你實際年齡有多年輕，都會陷入困境。我相信，創造力有助於增強生命力。對周圍的人事物感與趣，會讓你覺得自己比實際年齡還要年輕。

思考上述十項建議時，可以找出一些實際的例子，也就是在老年時仍保有健全心智功能的人。我的母親活到九十五歲時，還保有強大的好奇心。我還在念小學的時候，她的閱讀習慣就已經相當驚人。她平均每天讀一本書，且種類非常廣泛。更重要的是，她這項特質特別突出：「多多接觸年輕人」。

她對我解釋道：「想保持敏捷的思考力，就要多花時間去跟年輕人互動。這樣就能認識新穎又新奇的事物。」

我問她：「年輕人都想跟同輩交朋友，他們不會冷落你嗎？」

「這倒是真的，」她回答道：「你得有點包容心，別生氣。多多誇獎他們以及他們的家人，對方就比較會跟你拉近距離。」

多年下來，根據這些訪談以及自身經驗，我不斷深入上述清單的內涵。

老化會導致各種能力上的侷限，這是我們特別要學著接受的。過了五十五歲以後，身體各方面必然都會退化，進而影響到思維能力。最常見的生理狀況就是聽力受損，在它的威脅下，我們會越來越難與身邊的人保持連結。

聽損者會漸漸地聽不懂日常的對話內容，因此變得更喜歡獨處，或者只在特殊情況下與人交流（安靜的環境、參與者很少，也就是能面對面說話、讀唇語的場合）。對於某些職業的人來說，比如演員或心理治療師，聽損會嚴重打擊他們的事業，因為他們再也無法掌握到各種詞語的細微差別。

女演員安琪拉・蘭茲伯里（Angela Lansbury）在二〇二二年十月去世，享年九十六歲。在她演藝事業的最後幾年裡，為了在諾埃爾・考沃德（Noël Coward）所創作的《歡樂的精靈》（Blithe Spirit）中演出順暢，於是配戴耳機。這次的演出為她贏得了第五座東尼獎。她向紐約時報的劇場記者希利（Patrick Healy）表示：「我當然不希望面對到這種情況。但到了我們這個年齡，若還想要演出重要的角色，好讓自己的名字出現在劇院大廳的大看板上，就得適時請求他人的協助。」蘭茲伯里向《歡樂的精靈》團隊提出了佩戴耳機的需求，他們也為她做了特殊的安排。她真誠且直言不諱地向記者希利描述自己的情況，包括身體、年紀與記憶障礙等問題。

每日學一個新單字

在前面章節中我有提到，記憶力鍛鍊法有助於降低罹患失智症的機率。以下是一些有效的練習。

從十二歲開始，我每天都會學習一個新字詞。父親透過一項巧妙的誘因讓我培養出這習慣。我每天都會翻閱字典，找到一個感興趣的詞後，就會試著學好它的用法並記住它。父親為了鼓勵我這種習慣，經常會在字典裡面夾著一張一美元的鈔票作為獎勵。有時字典裡面什麼都沒有，但只有在打開後才會知道。無論如何，每天我都學到了一個新單字。

學到新字詞後，我會將它寫下來。長年下來，我已累積了兩個書架的筆記本，上面寫滿了我所學到的詞彙。在筆記本上查閱字詞時，就是去提取語意記憶，使其進入到當下的意識中。我每次都能回憶起自己將那個字詞寫進筆記本時的情景，這是從語意記憶的資料庫中所浮現出來的情節記憶。

年邁時學習新單字有另一項特殊作用。隨著年齡增長，我們每天都會忘記一兩個詞語（但沒有人知道具體的數量，只能大略估計），以補充被遺忘掉的單字。舉例來說，這幾天我學到的新字詞有contronym，意為「有兩種相反含義的字詞」；還有cleave，意指用切肉刀把東西切成片狀，但也可以指黏附在某物之上，比如花生醬黏附在口腔的頂部。為了增加挑戰性，我還會學習本身有兩種相反含義的字詞，比如peruse的意思是「仔細閱讀」，但也可以用來指「匆匆瀏覽」。學會新字詞後，它就會存儲在語意記憶的龐大結構中。

在所有不同類型的記憶中，你最應該多加鍛鍊的就是工作記憶，用以保持大腦的敏銳度。現在，讓我們介紹鍛鍊的方法。

用每天都會經過的地點當作提示

心裡若有某個圖像，只要刻意把它想像得更大、更亮、更響、甚至更迷人，這樣就越容易去記住它。為這些圖像添加誇張的特徵，不僅對記憶力有幫助，還會對各方面的思維能力帶來強大的正面影響。因此，這樣的鍛鍊有助於預防失智症。

練習看看。挑選出你在自家附近散步時常常會經過的十個地方，並記下它們的影像。接著，試著在心裡面回想這些地點的模樣，最好是像在看照片時那樣清晰。你也可以用手機去拍下這些地點，有空時就拿起來仔細觀看，以強化你對它們的印象與清晰度。

我的記憶地點包括：

我家房子

附近的圖書館

某間咖啡店

某間酒吧

喬治城大學醫學院（我上班的地方）的正門

喬治城大學的入口

喬治城裡的知名餐廳「米蘭諾」（我的最愛）

喬治城通往維吉尼亞州的基橋

硫磺島戰役的紀念碑，紀念美國海軍陸戰隊在山頂上升起星條旗的時刻

雷根機場

同樣地，你也可以在日常走路或開車上班的路線上，挑選出十個地點，來建立你自己的記憶清單。

我用這十個心理圖像來作為記住其他事物的提示。舉例來說，我要去超市買十樣食品，便會將它們一一搭配上述的標的，並設想出某種極為誇張的影像。我要採購的物品是：

（1）麥片　（2）熱狗

（3）咖啡　（4）朗姆酒

（5）雞蛋　（6）番茄醬

（7）牛排　（8）魚

（9）義大利麵　（10）西瓜

接著我將它們放在我的記憶路徑上：

我家房子（巨大的燕麥片盒）

圖書館（書架上有滿滿的熱狗麵包）

咖啡店（人們用巨大的咖啡杯喝咖啡）

麥克阿瑟酒吧（裡面擠滿著比基尼女郎在喝自由古巴雞尾酒）

喬治城大學醫學院（醫生們進進出出，每個人都抱著攪拌盆在打蛋白）

喬治城大學入口（被番茄醬淹沒，學生們在深及膝蓋的番茄醬中艱難前行）

米蘭諾咖啡（客人手裡拿著巨大餐具在吃超大片的牛排）

基橋（有一條巨大的鯰魚跳上橋）

硫磺島戰爭紀念碑（陸戰隊員們正在舉起一個巨大的義大利麵箱）

雷根機場（雷根總統抱著一顆大西瓜）

想要記住的事物，就放入你自己設定的十個地點提示，便能更容易記住。

這種記憶掛鉤法（memory-peg method）易於學習，在任何情境下都能練習，一旦熟練的話，幾分鐘內就能記住許多事情。練習過程中，視覺記憶、工作記憶、想像力、專注力都會得到增強，並在其他時刻保持敏捷的思維。

所以，請選出十個你每天都會見到的地點，接著在你腦海裡記住它們的樣子。用手機拍下這些地點，仔細觀察它們的微小細節，你的心像就會變得更細緻。只要多加練習，這種技巧你就會越來越上手。

下次你要去超市採購前，可以先練習看看能記得多少。有成功幾次的話，那麼你大可放心，你的記憶力沒有大幅受損，而且隨著每次的練習，都能再次恢復和加強。

用想像力就能計算機率

誇張聯想法的功用不限於記憶力，經常練習的話，思考力會更清晰、更集中。此外，多多運用想像力，還有助於理解數學和統計學的難題，甚至連繁複運算的過程都不需要。以愛因斯坦的思想實驗為例。

在整個學術生涯中，愛因斯坦的數學能力並不差，也足以用來證明他的理論，但他更喜歡使用他所謂的「視覺化思想實驗」（Gedankenexperiment）。也就是說，他擅長在腦海裡用虛構的情景來建立物理模型。這些思想實驗包括加速的電梯、移動的火車以及閃電。

透過視覺圖像，就能將煩人的數學問題轉化為恍然大悟的體驗。以「蒙提霍爾問題」為例。在一九六〇、七〇年代，有個著名的益智節目叫做《請下決定》（Let's Make a Deal），其主持人就是蒙提．霍爾（Monty Hall）。該節目最經典的橋段，是在三扇門中的一扇後面，有一輛光鮮亮麗的新車，參賽者選中的話，就可以獲得這輛車。霍爾會請參賽者先選擇其中一扇，但這還不是最終的決定。接著霍爾會打開剩下兩扇門的其中一扇，它後面沒有車，只有一隻山羊或一支拖把！這意謂著，那台新車必定在剩下的兩扇門後面。

蒙提霍爾問題的關鍵在於，主持人隨後會請參賽者再做一次決定：「你想保留原先的選擇，還是想換到另一扇未打開的門？」

事實上，不少人都堅持原來的選擇。甚至各大名校的數學家們也投書報章雜誌，解釋為什麼參賽者不應該改變決定。但這個選擇是不正確的，要證明這些數學家的錯誤，必須用到複雜的數學推論，事實上，我們完全不需要依賴數學和統計學就能做出正確的決定；一個誇張的圖像就可以解決蒙提霍爾問題。

感謝德州大學奧斯汀分校的數學家斯塔伯德（Michael Starbird）教授，讓我學到快速又有說服力的方法來解決蒙提霍爾問題。

想像一下不只有三扇門，而是有一百扇門。遊戲規則相同，只有一扇門後面有汽車，其他九十九扇門後面什麼都沒有。隨機選了一扇門後，你猜中的機率是百分之一，這機率並不高。然後主持人打開了九十八扇門，後面全部都沒有汽車。如此一來就只剩下兩扇門：你最初選擇的和另外一扇門。現在，你會堅持原來的選擇（有百分之一的獲獎率），還是換到那一扇未打開的門（獲獎機率二分之一）？這樣答案是不是很明顯了？

藉由進行這樣的思想實驗（增加九十七扇門），我們找到了一個既符合直覺又顯而易懂的解決方案：誇張、誇張再誇張。膨脹的視覺圖像可以有效提高你的心智能力。人類是視覺性生物，只要想像誇張的畫面，思維就會變得很清晰。

好漢要提當年勇

一生中，有些階段特別容易被記住，有些則否，正如大多數人對生命早期的事情都記得不多。心理學家稱十歲到三十歲這段時期為「記憶突點」，因為此時我們在各方面都有顯著的進步或發展，而腦部的成熟發育無疑發揮著重要的作用。大腦經歷了種種變化，從童年—青少年的大腦蛻變為成年人的大腦。諸多心理因素也扮演著重要的作用。

在「記憶突點」時期，我們跨入中學校門、第一次出現性徵、有些人甚至第一次嘗試禁果、與某些朋友變成一輩子的死黨、第一次學開車等等。這些經歷之所以讓人記憶深刻，是因為它們都是初體驗，在日後會被拿來當作比較基準，例如第一次約會、第一次聽演唱會或第一次去看大聯盟的比賽。「記憶突點」是如此重要，所以我們常常會去回憶和重溫當時的往事，並放入「自傳式記憶」中。

自傳式記憶（與自我認同相關）是奠基於海馬迴的運作，後者負責記住近期發生的事情；若要回憶起五年前的事件，就是另一個腦區的工作。因此，阿茲海默症的患者能回憶起久遠以前的事情，但記不得昨天發生的事情。

自傳式記憶是增強自我意識的程序。不少卓越的研究者都支持這項論點，也請阿茲海默症的患者以及作為對照組的正常人來加以觀察。

在這些實驗中，參與者要提出二十個陳述以說明自己是誰。這樣一來，他們更能喚起自傳式記憶、想起更多熟人的名字，也會記起其他具體的回憶細節，包括事情發生脈絡、時間、地點和人物等。同時，他們更有可能想起當時所萌生的情感與情緒。相比之下，阿茲海默症患者的表現比較差，但在回答那二十個問題後，記憶力也有稍微提升。

記憶研究學者艾迪斯（Donna Rose Addis）在《記憶》（*Memory*）期刊上發表論文指出，童年和青年期的自傳式記憶若有缺損，自我認同的強度和內容就會受到影響。尤為重要的是從十六歲到二十五歲的記憶，因為這是記憶突點的範疇。

另一位記憶研究學者艾爾哈吉（Mohamad El Haj）說：「從阿茲海默症患者的身上，我們看到自我認知與自傳式記憶的關係。與自我有關、可檢索的訊息若遺失，就會對自傳式記憶造成影響。」

從記憶突點和自傳式記憶的研究中，我們得到一些啟示：努力鍛鍊自傳式記憶力，尤其是回想在記憶突點發生的事，那麼對人生就會有巨大的益處。在你的腦袋還沒有被無謂的事情塞滿時，多多回想少年或青年時發生過的事情。這非常重要，查看照片和影片能加強回憶的鮮明度，與當年認識的人交談，就能確認自己的回憶是否與對方所記得的一致，並設法多補充相關的新訊息和細節。

這些練習對任何年紀的人都有助益，能提升認知能力、強化自我意識；不論你有超卓的記憶力又或是患有輕度至中度的阿茲海默症，都應該試試看。

研究發現，不斷回顧往事是有巨大好處的。幾年前，學界並不認為回想和談論過去有什麼用處，這只是在浪費時間。但如今我們發現，比較當前處境與過去的記憶，有助於喚起自己過往的積極態度，並投入現在和未來的人生。這項心智能力很棒，但它不是自然存在的，而是需要付出努力去練習。

幸運的是，學界近來重新體認到回憶往事的好處，這有助於提升自傳式記憶力，不論你是認知能力正常的人還是早期阿茲海默症的患者。在韋氏詞典中，懷舊（nostalgia）被定義為「帶著過度感傷與憂愁的心情，渴望返回某個時期，或挽回某個無法補救的事件」。

我覺得此定義很不恰當且又有爭議。有誰不會回顧過往、懷念那些美好的時光，而感嘆當下的生活？事實上，「好漢要提當年勇」，這不但能激勵自己去改變現在的生活，還能喚起往日的情感，將過去的經歷延到現在、甚至是未來。

研究證實，懷舊還可以減輕身體疼痛以及改善情緒，因為看到美好的過往，就能暫時放下眼前的悲傷或悔恨。聽老歌、看老電影這類看似簡單的事情，其實能在心中喚起多年前的情感。提取這些正向的情感和經歷，自傳式記憶的內容就會變得更加豐富。最重要的是，從過往中汲取經驗、回憶當年的心情，也有助於權衡當下或未來所要做的決定。

為何老年人對當前的自我評估會失準？

回想一下昨天發生的事情，接下來想像它會於下周再次發生。大多數人做這個練習應該不會太困難：如實般地回想過去，清楚想像未來可能發生的事件，但患有阿茲海默症的人卻做不到。

阿茲海默症患者的記憶力衰退，只能依靠對往日僅存的、有限的記憶來想像未來，甚至只能重播往事，而且內容黯淡、單調和模糊。因此，患者們往往顯得無所事事、缺乏行動力。他們總覺得，幹嘛要急著去重演過去發生的事情呢？那不過是悲慘往日的翻版，缺乏色彩、細節和美妙之處。這些心態會影響行為的動機，所以阿茲海默症的患者會無動於衷地拒絕他人的聚會邀約，反正吃頓飯也改變不了什麼事。就算是經驗豐富的精神科醫師，也會把這種冷漠反應誤認為是憂鬱症。但是，麻木的人不一定就是憂鬱的。

阿茲海默症患者的記憶喪失過程有跡可循。第一個徵兆是順行性失憶症（anterograde amnesia），也就是無法形成新的記憶。因此，他們會在短時間內（有時甚至是在數小時內）不斷提起同一個話題，但卻無法想起在不久前他人交代過好幾次的事情。親友們常常會因此感到不耐煩，並認定患者是在裝傻或消極反抗：「你其實不想做這件事對吧！不久前我們剛討論過，你還信誓旦旦地答應了。」

順行性記憶喪失後，患者跟他人聊天時，只好不斷強調過去的美好時光，後者屬於逆行性記憶（與新形成的記憶相比，患者對往事的回憶力好上許多）。

語意記憶與情節記憶的平衡狀態會變動。青壯年時，我們會特別依賴情節記憶（針對特定、具體的生活經驗），隨著年齡的增長，就會轉而依賴語意記憶（概括地描述類似的經歷），這是由於大腦發生了變化。

若要回想起近期的情節記憶，海馬迴的功能就要很正常，因為它負責將新訊息編碼，以供日後回憶之用。在阿茲海默症的早期階段，患者的海馬迴就已經受損了，所以新的情節記憶很難形成，日後也不容易回想起來。相比之下，往事儲存在語意記憶中，患者比較容易回想起來，因為要等到發病晚期，語意記憶才會受到嚴重的破壞。因此，雖然患者能記得自己常在上班途中去某間店買甜甜圈和咖啡（自傳性的語意記憶），但想不起來今天實際上買了哪些東西（情節記憶）。

具體記憶消失後，便會轉變為知識，患者無法回憶起過程和細節，但能確定那件事發生過。有位阿茲海默症初期的女性患者每年都會去逛夏日農會市集，雖然她不記得今年有沒有去過，但基於過往的經驗，她確信應該是有的。這種情況不一定是患病的跡象，研究顯示，老年人比較無法記住情節記憶（具體的經歷、想法和場合），但還記得語意記憶（長年的習慣和心態）。在阿茲海默症的早期階段，患者的記憶模式也會有如此的轉變。

不過，患者過度依賴概略性記憶的話，一旦接收到新訊息，就會感到很困擾。他們無法掌握和更新當下的狀態，包括身體功能與心智能力，只能強調自己沒有退化，正如許多老年人都會說：「我現在的開車技術跟以前一樣好！」

在最極端的情況下，患者會否認阿茲海默症造成的能力退化，這就是所謂的「病覺缺失症」（anosognosia）；就字面上來說，意為「對疾病無知、卻乏洞察力與判斷」。患者的情節記憶力減弱，無法客觀評量當前的情況，只能粗略地自我評估，但內容過時又不正確。

「過度依賴語意記憶」再加上「情節記憶力減弱」，就會產生各種阿茲海默症患者的典型狀況。他們經常與家人發生激烈的爭論，因為過往的種種技能已經消失了，認知的情況又與現實脫節。他們聲稱自己仍保有過往的各種能力，但實際上都已消失了。

運動改造大腦

過去幾十年來，健身房和健康俱樂部的數量有爆炸性的增長，對於二十五歲到四十歲的美國青壯年來說，「重訓」和「教練」已成為常見的話題。這在從前並非如此。

在一九六〇、七〇年代，人們很少從事慢跑活動。讀醫學院的時候，我們幾個同學在喬治城的街道上看到有位同班同學在跑步，當下便感到困惑和狐疑。

「有人在追殺他嗎？」有人笑著說道。

「他有沒有覺得很寂寞？」我帶著戲謔地問道（因為在當時電影《長跑者的寂寞》很流行）。

我們對這位獨自慢跑的人並沒有惡意，只是覺得難以理解，就連在下雨和下雪天他都跑遍街頭巷尾。這樣做到底有什麼意義呢？

如今我們都知道，有健康的身體才會有健康的心靈，所以健身房和健康俱樂部才急劇增加。多項研究指出，運動有助於促進健康和增加壽命，不僅如此，大腦正常運作的時間也會變長。

許多專家也說，運動有助於抵禦阿茲海默症。有一派學者認為，在劇烈運動後，心率會變快、血壓會上升，而大腦內的血液和養分供應量就會提升。確實如此。運動還有另一項好處：刺激肌肉釋放出「肌肉激素」，促使大腦分泌有益的蛋白質以改善思維能力。

運動時，肌肉會產生「肌肉激素」來穿越「血腦屏障」，後者是由血管和其他組織所組成的緊密細胞網路，用以調節大腦內的環境。在血腦屏障的把關下，有益的化學物質會進入大腦，而有害的物質會被排除。大腦中有百分之八十二的灰質纖維束，它們是各項化學物質傳送到腦部的通道，而運動能提升其功能。在所有受益於運動的大腦組織中，最重要的就是海馬迴，如前所述，它是形成記憶的第一關。

定期運動能增加大腦灰質和白質的體積，強化腦細胞的連結，進而提升思維能力。前面也提到，這時肌肉還會釋放出肌肉激素，它可穿越血腦屏障，刺激大腦產生有助於成長和提升可塑性的化學物質，讓海馬迴的神經細胞更多。

不同的運動項目對人體訓練效果也不同。舉例來說，在操場上跑步與在健身房裡舉重就完全不同。從最基本的層面來看，運動可依持續時間、強度、肌群以及能量來源來區分。有氧運動的強度小、持續時間長，過程中，肺部和心臟會努力提供氧氣給身體和大腦；而氧氣能分解葡萄糖和脂肪，釋放出有氧運動所需的能量。步行、跑步、騎自行車、游泳、跳舞、跳繩都是有氧運動，根據每個人的身體狀況、運動目的和作息安排，時間從幾分鐘到幾小時不等。

無氧運動是在短時間內進行高強度運動，每組不會超過一分鐘。由於時間短，能量來源必須是立即可使用的成分（主要是體內所儲存的葡萄糖）。無氧運動包括短跑、舉重、阻力帶訓練以及自體重訓（如伏地挺身、引體向上或徒手深蹲）。

最好的運動計畫是有氧和無氧運動兼具。方法不難。比如說，你可以先慢跑一百公尺（有氧運動），然後提高速度，換成一百公尺的衝刺（無氧運動），以此循環練習。參加馬拉松也一樣，在大部分的時間裡，跑者都是在進行有氧運動，但在往終點衝刺的時候，就轉變成無氧運動。

哪種運動對大腦最有益？最公正的答案是兩者都有，但或許有氧稍微多一點。定期做有氧運動有助於預防認知功能障礙，進而減低罹患阿茲海默症或中風的風險。無氧運動有助於保持肌肉量，這對於腿部活動尤其重要，除了防止跌倒，也有助於保持站立時的靈活度，而這兩者都能減低頭部撞傷的風險。身體越靈活，就越不易有認知功能障礙，罹患血栓或小血管疾病的機率就越低，碰上血管性失智症的風險也就越低。

如果你跟我一樣，對運動不太感興趣的話，這裡有個激勵你的好理由：生理鍛鍊與心理鍛鍊的界線並非那麼壁壘分明。

二十世紀末，在莫斯科舉辦的西洋棋世界冠軍賽上，衛冕者卡爾波夫（Anatoly

Karpov）和挑戰者卡斯帕羅夫（Garry Kasparov）接連進行了四十八場比賽，時間從一九八四年的九月十號到隔年的二月八號。這項賽事的宣傳標語是「無止盡的棋局」。一般來說，主辦單位會設下固定的比賽局數，但這場冠軍賽不同，贏得六場的棋手才能成為贏家。兩位最優秀的棋手實力相當，在長達幾個月的賽事中，大多以和局告終，兩人都拿不到六場勝利。

隨著比賽的進行，卡爾波夫的體重逐漸減輕，人看起來很不舒服。一位觀賽的大師評論道：「他看起來像個死人，皮膚鬆垮、四肢僵硬。」在醫療人員的建議下，官方主動中斷賽事，所以最後並未產生贏家。

卡爾波夫的體重減輕也許是因為營養不良（但沒有明確的證據），但還有一個當年較少人會認同的解釋方式：每天坐著不動好幾個小時、全心全意下棋，因此消耗了大量的卡路里。在二〇一八年的馬恩島國際西洋棋錦標賽上，大會全程監測了棋手的生理變化，而俄國選手安提波夫（Mikhail Antipov）在兩小時內就消耗掉了五百六十卡，比慢跑五公里還多。

在高水平的西洋棋比賽中，選手得在高壓下集中精神，他們所消耗的熱量不亞於運動員。雖然這令人難以置信，但最近的研究表明，一小時的西洋棋賽事能消耗掉一百三十卡路里，也就是說，一整天九小時的賽事可以消耗掉一千一百多卡。

自一九八四年的那場世紀對弈以來，國際級的西洋棋選手已經有計畫地在管控飲食和做體能訓練，以增加大腦的氧氣供應量。這與過去的西洋棋界呈鮮明的對比；到了二十世紀末，還有許多棋手喜歡抽菸、喝酒和參加深夜聚會。如今大家都體認到，體能和大腦的表現緊密相連，就像手套和手的關係一樣。健康的身體和心靈是相輔相成的。

每當觀眾看著卡爾森（Magnus Carlsen）在跑步機上跑步或是和朋友們踢足球的樣子，都很難想像他是前西洋棋世界冠軍。他理所當然地接受了今天毫無爭議的常識（雖然在一九八四年沒人會認可）：大腦就像身體的其他器官一樣，受益於運動。因此，頭腦和身體的鍛鍊都要並行。

「比起單獨進行某一項，運動結合認知訓練對健康的益處更為顯著。」妙佑醫學中心的神經學教授貝納羅奇（Eduardo Benarroch）這麼說。因此，在阿茲海默症的藥物問世前，運動是現階段可以用上的最有效預防法。

貝納羅奇說道：「定期運動非常重要，截至目前為止，沒有任何的醫療方式像運動一樣能帶來多重的效益。」

所以，我應該向我在醫學院的同學——那位孤獨的慢跑者——致上遲來的歉意。比起我們絕大多數人，他在多年前就已經發現，運動能改善身體各部位的功能，尤其是大腦。

第10章

吃出好腦力

飲食法在當今社會中的地位，類似於過往宗教的一樣。我們要遵守戒律，永遠也不能食用某些食物。在某些圈子裡，人們對特定飲食的限制程度，與匿名戒酒會的態度一樣強烈（在任何情況下都絕對不可食用）。除了限制種類，飲食法還有各式各樣的規矩，所以人們才難以堅持下去。沒錯，鮭魚確實是健康又美味的晚餐選擇，但每天晚上都吃？這需要相當的決心才有辦法去堅持下去。偶爾破戒一次（例如吃塊牛排或核桃派）才能讓人保持動力，否則無趣的健康飲食，只會讓人想放棄。

在探討特定的飲食法前，先來看看斷食對思維能力所帶來的影響。

間歇性斷食與生酮飲食法

首先我要強調，遵從某種飲食法就好比遵守一項承諾（雖然會有意志薄弱的時候），只吃特定的食物（並排除某些食物），以達到減肥的效果。在最理想的情況下，你每天都應該遵守規則，堅持幾周到幾個月。有些人甚至一輩子都能貫徹到底。

相較之下，斷食是暫時性的，比如在幾天內僅攝取水和電解質（如運動飲料）。「間歇性斷食法」則是在八到二十四小時內完全不攝取食物，或嚴格限制飲食的熱量上限，然後再恢復正常飲食。其次，斷食並不一定是為了減肥。我們偶爾會跳過一餐不吃，僅僅是因為沒有胃口。有些人會在宗教節日期間守戒，因而改變其日常飲食習慣。

不少的研究人員指出，間歇性斷食法對阿茲海默症的患者有某些助益（稍後會更詳細討論），我們先將焦點擺在斷食過程中大腦所發生的變化。

在斷食十二至三十六個小時後，身體會進入「酮症」的生理狀態，血糖低、肝醣（又稱糖原）耗盡。肝醣是由肝臟生成的葡萄糖儲存體。斷食過程中，肝醣不斷分解出葡萄糖，數小時後，肝醣便會完全耗盡。為了回應此情況，身體其他部位的細胞會釋放出脂肪。脂肪隨著血液流向肝臟，在那裡被轉換成酮體，這是身體在沒有葡萄糖可用時的另一種能量來源。這種「代謝轉換」（metabolic switch）在斷食後十二小時會發生，之後酮體就會取代葡萄糖的功能。

雖然肝臟是生成酮體的主要部位，但腦部的星形膠質細胞也能產生酮體。在開始斷食的幾個小時後，酮體成為大腦最主要的能量來源，提供其百分之七十的能量需求。酮體在肌肉中是高效的能量來源，也能提升大腦細胞的生物能量和認知表現。根據生酮飲食法的原則：高脂肪、適量蛋白質、低碳水化合物，就能產生這樣的代謝轉換。

在動物實驗中，接受五天生酮飲食法的老鼠，在空間學習和記憶方面的表現都變得較佳。阿茲海默症患者也需要提升神經細胞的生物能量、穩定葡萄糖代謝以及促進神經細胞的訊號傳遞。

生酮飲食法的效用類似斷食，所帶來的效果也大同小異，同時還能產生酮體。不過，這種代謝轉換會為大腦帶來哪些影響？

許多人都說，進入「酮症狀態」會令人亢奮、心情愉快、心胸開闊。有些人還會覺得神智突然變清醒——難怪自古以來，各大宗教都把斷食當成一種修煉方式。最重要的是，斷食可以增強思考力、學習力、記憶力和警覺性，因為這過程刺激了腦細胞中的一種蛋白質：「腦源性神經營養因子」。這種化學物質對海馬迴的影響最大，有助於當中神經細胞的生成，因此能提升記憶力。斷食還會觸發「自噬」（autophagy）：摧毀或移除受損和功能異常的神經細胞。

直覺上來看，生酮飲食法對於治療阿茲海默症應該是有幫助的，因為患者的大腦比較不能吸收葡萄糖，但還能正常利用酮體。然而，迄今為止，還沒有足夠的研究來證實生酮飲食的好處。但有一項研究顯示，在進行為期十二周的生酮飲食後，十五名輕度至中度阿茲海默症患者表示，他們的認知能力有所改善。

目前為止，斷食對於減緩大腦細胞退化的效果，僅在動物身上證明過。這並不奇怪。斷食法嚴格又苛刻，不是每個人都願意接受。你是否曾因故連續兩天沒東西吃？如果你有過這種經驗的話，無疑會記得那種饑餓有多痛苦。或許有些人願意忍受一時的不適感，以減低罹患阿茲海默症的風險。

在二〇二三年初，哥倫比亞大學的羅伯特．巴特勒老化研究中心（Robert N. Butler Aging Center）和梅爾曼公共衛生學院（Mailman School of Public Health）共同指出，斷食能減緩人類老化的步伐，使得死亡風險降低了百分之十到十五，相當於戒菸對老菸槍所能帶來的益處。人類的壽命比老鼠和其他動物長很多，所以研究人員無法測量斷食對人類壽命的確切影響程度。因此，他們便專注於評估斷食者的老化速度和老化過程的生物標記。

正如其中一位研究人員所言：「斷食飲食法已被證明與心臟病、中風、殘疾和失智症的風險降低有關。」

不過，許多人的身體狀況並不適合進行斷食，所以練習前一定要先諮詢醫師的意見。總體來說，斷食也許可能成為降低罹患失智症風險的方法，就看看是否有更多研究能證明生酮飲食法的正面效果。

世上沒有絕對有效的飲食法

飲食法五花八門，每個月都會有新的流派出現，還會與舊的理論互相矛盾。舉例如下：

1. 雞蛋有益，因為在那小巧的蛋殼裡面裝滿了豐富的蛋白質和維生素。
2. 不，雞蛋有害，因為它們含有過多的膽固醇。
3. 不，等一下。飲食的膽固醇攝取量不一定會影響到血液中的膽固醇含量。所以，雞蛋真的對人體有益。
4. 二〇一九年的研究顯示，吃雞蛋和心臟病發作有正相關，所以雞蛋是不好的東西。

確實有點令人混淆，對吧？那麼我們到底是應該吃雞蛋還是不應該吃雞蛋？可惜的是，營養學本身有某些侷限，所以我們無法挑選出百分之百可靠的飲食方案，來有效降低罹患阿茲海默症的機率。

首先，在實驗中，我們可以強迫動物去吃特別挑選過的食物，但要說服人類在某段時間內嚴格執行尚在評估中的飲食法，並不容易。其次，動物的壽命不長，而人類可以活到七、八十歲，要找出某種飲食法的長期效果，就需要跨越兩代甚至三代的證據。這在動物身上並不是問題，因為在不到十年的時間裡，三代動物的壽命就會結束。但是，若想要在人類身上得出飲食法的確實效用，就需要進行兩百年以上的追蹤研究。

因此，就算飲食專家信誓旦旦，說某種食療能延長壽命、消除特定疾病，都會受制於人類實驗的侷限，所以那些飲食法只能算是主觀意見。基於「生物標記」所得的結論比較可靠；也就是從血液或大腦中的特定物質含量來判定當下是否生病，或是未來患病的機率。例如，研究證實，高膽固醇與心臟病發作有關，因此，想要延年益壽的話，就要實行能降低膽固醇的飲食法。雖然如此，但當前也沒有實驗可證明，少吃紅肉和飽和脂肪類食物，就一定可以延年益壽。要證明這種說法所需要的觀察期太長了。同樣地，我們也很難證明某些飲食方式對健康的害處，因為得在多年後才能觀察出結果。

再者，雖然我們能精確控制動物每日的飲食攝取量，但這在人類身上很難實現。人們在實踐某套飲食法時，會撰寫飲食日誌，詳細記錄每天吃下的東西。但幾天後體重沒減輕的話，當事人便會感到沮喪，於是在飲食日誌中申報不實，而科學家便會判斷錯誤。

若要精確研究飲食法的成效，最可靠的觀察步驟就是臨床試驗：一組服用某活性藥物，而另一組則服用安慰劑；如果前者的健康數據明顯優於後者，那麼該藥物應該是有效的。但是，這樣的方法在營養學上並不可行，也不應該應用在人類身上。很少有受試者能簽下切結書，自願從參加試驗開始嚴格遵循特定的飲食法，直到生命結束。

最後一點（也是我認為最重要的），某人是否能貫徹實行某種飲食法，也取決於跟健康有關的日常活動。研究顯示，常吃速食、加工食品、攝取太多飽和脂肪的人，在中下階層當中最多，而他們的生活也不太健康，例如吸菸、酗酒、濫用藥物以及缺乏運動習慣。相對來說，富裕和教育程度較高的人會更願意嚴格遵循健康的飲食法，也更努力透過運動提升身體的強度，並不斷訓練頭腦的靈活度。比起飲食法，我相信這些因素更有助於預防阿茲海默症。

戒除超加工食品

想改善大腦功能，與其採用特定的飲食法、一直吃某些食物，不如禁止攝取某些食物。先來談談最大的罪魁禍首：加工食品。

現代人真的難以避免食用加工食品，真要全面禁用的話，反而會弊大於利。按照定義，加工食品指的是原始形態被人為改變的食品。這類食物對人體未必都是有害的。巴氏殺菌法、加熱、罐裝、冷凍以及乾燥都是加工的方法。有些人自己種水果、養家畜，當然就不用依賴加工食品。不過，加工技術是有好處的：冷凍或冷藏的蔬菜雖然在營養價值上比不上現採現吃的蔬果，但它們的保存時間比較長。簡而言之，食品在加工後不一定會變得不營養或不健康。

「超加工食品」則是另一回事，從技術上來說，就是經過四種以上工業化處理程序的食品。一般來說，食品生產有三個階段：第一級為切除、冷藏、乾燥（如肉、米）；第二級為萃取、精煉（如糖、油）；第三級就是製成能長期保存的食物（如罐頭）。但超加工食品又是從第三級食品製成的，而且為了增加它的口感和延長保存期限，製造商會再添加更多的糖、鹽、油和脂肪等。要如何辨識出超加工食品？最簡單的方法就是去看它的食品成分表，只要有一長串的成分，那應該就是超加工食品。

市面上會有所謂的古早味餅乾，和我們小時候母親親手做的一樣好吃又香甜。然而，在母親親手做的餅乾中，不太可能出現這些成分：過量的蔗糖、鹽、糊化的小麥澱粉，還有各種非天然的調味劑。這塊餅乾的重量大約五十克，但卻有二百七十卡路里的熱量（一般男性每日該攝取的熱量約為兩千卡，而這一塊餅乾的熱量就占了十分之一）、七克的飽和脂肪、一百九十毫克的鈉和二十克的糖。先不討論這些物質對大腦的影響，眾所周知，過量的糖、鹽、油會不但會導致糖尿病、心臟病、癌症和肥胖等問題，也是血管性失智症的致病因素。

超加工食品（糖、油和鹽過多，蛋白質含量較低）包括軟性飲料、零食、冰淇淋、香腸、培根、炸雞、番茄醬、美乃滋、即食湯品、醬料、冷凍比薩以及即食料理包等。除此之外，還有那些令人愉悅的垃圾食物：熱狗、香腸、漢堡、薯條、甜甜圈。

大多數人並未下定決心剔除這些食品。原因很簡單，因為它們符合快節奏生活的需求，而我們進食的時間也越來越短。超加工食品對現代人而言相當方便。不足為奇的是，在美國人所攝取的總熱量中，有百分之八十五來自於超加工食品。完全排除超加工食品的話，生活會變得相當不便，還要花費許多時間和金錢來調理食物。但若想要減低罹患失智症的風險，徹底戒掉這些食物會是個很好的開始。

抗氧化、抗發炎的地中海飲食法

在一九五〇年代，全球的研究人員開始進行一項艱鉅的任務，也就是要找出最有可能降低心血管疾病風險的飲食方式。在接下來的幾十年，他們詳細追蹤研究了美國、日本和歐洲上萬名中年男性的飲食習慣；此任務就是有名的「七國研究」（Seven Country Study）。

在初期，研究人員已注意到，飽和脂肪和膽固醇有可能導致心血管疾病。他們也特別觀察到，生活在地中海周圍地區的人，心血管疾病的發病率較低。他們的主要食物包括水果、蔬菜、全穀類、堅果、籽類、豆類（大豆、鷹嘴豆、花生等）以及瘦肉，還有魚類與不飽和脂肪。遵循這種飲食習慣的人，其血壓和膽固醇較低，第二型糖尿病的發病率也較低。他們很少食用高飽和脂肪類的食物，例如紅肉和奶油，而較常食用富含omega-3脂肪酸的魚類，比如鮭魚、鮪魚和沙丁魚。他們也會適量食用雞蛋和乳製品（牛奶、乳酪等）。地中海飲食法還包括少量的酒精（通常是每天一杯葡萄酒）。

二〇一八年，研究團隊在經過二十五年的觀察後，發現遵循地中海飲食法超過十二年以上的女性，罹患心血管疾病的風險降低了百分之二十五。他們認為，這就是血糖穩定、避免炎症以及控制體重（減少肥胖症）所帶來的好處。從分子層面來看，地中海飲食法能降低體內的「氧化壓力」（oxidative stress）；當體內的自由基與抗氧化物比例失衡時，氧化壓力就會過大，DNA就容易受損，進而導致神經系統疾病和癌症。

除了地中海飲食法，對於免疫力差的人，醫師也有特別推薦的食物。免疫力過低的話，就很容易引發自體免疫性疾病（風濕性關節炎、多發性硬化症、第一型糖尿病、格林—巴利症候群），為了降低患病風險，醫師會建議大家多吃抗發炎的食物，如莓果、番茄、黑巧克力、波菜、花椰菜、薑黃等。

研究發現，炎症很可能是導致失智症的主因，所以我們得多從飲食著手。在阿茲海默症和其他失智症的患者體內，都會有發炎反應，但外部病徵（如發紅或腫脹）就比較不常見。

多種抗氧化劑皆可對抗發炎反應，例如維生素C和E、硒以及存在於蔬果中的色素成分（如β胡蘿蔔素、番茄紅素以及葉黃素）。以下我們簡單列舉幾項：

維生素C：大多數的蔬果都有，特別是柑橘類水果（橘子、葡萄柚）、草莓、綠花椰菜、菠菜和羽衣甘藍。

維生素E：堅果類（尤其是杏仁與花生）、鮭魚和酪梨。

類胡蘿蔔素：胡蘿蔔、南瓜和甜薯。

硒：鮪魚、蝦、雞肉、雞蛋、燕麥和扁豆。

除了這些以外，維生素D也要適時補充。二〇二二年，《英國醫學期刊》（*British Medical Journal*）上有一項研究指出，按時補充維生素D，罹患自體免疫性疾病的風險就能降低百分之二十二。

維生素D：富含脂肪的魚類（鮭魚、鯡魚、鮪魚）、蛋黃。

同時，切勿忘記曬太陽也可以讓皮膚製造出維生素D。不過，若懸浮微粒過多與以及塵霾太重的話，就不宜外出。最好的方法是適量地服用維生素補充劑。

體內維生素B12的含量過低的話，可能會導致失智症和某些精神疾病。除了酗酒，惡性貧血是導致維生素B12過低的第二常見原因，全美有百分之零點一的人口受此影響，而在六十歲以上的長者中，則有百分之一的人有此問題。

維生素B12：鮭魚、牛肉、家禽，以及——你猜對了！雞蛋。

鐵質：牛肉、豬肉、蝦、菠菜和果乾。

鐵質有助於血液把氧氣送到大腦。素食者較不易透過食物攝取到鐵質和維生素B12，因為其主要的來源是肉類、家禽和魚類。全素者連乳製品、雞蛋或有動物成分的產品都不碰。素食者不一定是出於宗教信念，有時是出於社會和環保理念。無論如何，素食者都應該多補充鐵質和維生素B12。

最後，我列出幾項超級營養的食物，無論你採用哪一種飲食法，它們都有助於降低罹患腦部疾病（包括阿茲海默症和其他失智症）的風險：

鮭魚、藍莓、羽衣甘藍、大蒜、貝類、高濃度黑巧克力、肝臟和海藻。

本章節一開始所提出的問題：雞蛋到底有多營養？我想讀者們應該都知道了。每個營養師都會建議，每天至少要吃一顆雞蛋。

健康的飲食法不保證療效，但不健康的飲食習慣一定致命

在評估某種飲食法、運動或其他措施對是否真的能有效預防阿茲海默症時，我們必須牢記一個要點：長壽不保證可免於心智功能退化。一百歲的人瑞還是可能罹患阿茲海默症或其他失智症。事實上，六十五歲以上的美國人有十分之一是阿茲海默症患者，而八十到九十歲的人有四分之一是阿茲海默症患者，至於在一百歲的人瑞中比例就更高了。這項事實所傳達的問題很清楚：地中海飲食法有助於延年益壽、預防心血管疾病，

但它是否能有效預防阿茲海默症呢？

在二〇二二年底，一項研究顯示，健康飲食（例如地中海飲食法）並不能降低罹患阿茲海默症的風險。是的，你沒有看錯！這項研究歸屬於「瑞典馬爾默飲食暨癌症研究」（Swedish Malmo Diet and Cancer Study），其研究人員追蹤觀察了兩萬八千名成年人（女性稍多），而且一開始他們都沒有失智症。後來，當中有一千九百四十三人（百分之六點九）不幸罹患了失智症，其共同點是年齡較高、教育程度較低，患有心臟病或帶有相關的風險因素，而且飲食沒有發揮預防失智症的作用。

研究人員發現到兩項意想不到的事實：首先，即使遵循官方頒布的健康飲食建議，這些人的失智症發生率並沒有降低。其次，即使是遵循有特色的健康飲食法（如地中海飲食法），罹患失智症的風險也沒有降低。

更加令人失望的是，研究人員還發現，飲食習慣與阿茲海默症的病徵變化並無關聯。也就是說，大腦內是否有澱粉樣蛋白斑塊或神經纖維糾纏，都跟飲食方式無關。研究人員在檢查受試者的腦脊髓液時，發現養生人士跟一般人的大腦狀態並沒有因為飲食法而有差異。

這項報告令人驚訝又困惑，難道我們對於健康飲食的既有觀念都錯了？當然不是。這只是一項研究，日後也許會有人證明它是錯的，跟學界的主流研究結果背道而馳。換句話說，飲食法與失智症的關聯性還可能存在。無論如何，雖然這項研究結果令人困惑、也可能出錯，但都表明了一項事實：不當的飲食模式會增加罹患阿茲海默症的風險，但健康的飲食法並不保證有絕對的預防效果，因為還有其他的致病因素。

瑞士巴塞爾大學的彼得斯（Nils Peters）博士和佛羅倫斯大學的納西米亞斯（Benedetta Nacmias）博士在《神經學》期刊的社論中談到地中海飲食法的研究結果：

飲食對認知功能的影響不是關鍵而唯一的，它只是眾多綜合性因素之一，其他因素也會影響到認知功能的發展。但我們不應該忽視飲食習慣，它確實很重要，的確會影響到認知表現。

咖啡和茶的效果

醫界針對這兩種飲料都有疑慮。心臟病專家說，每天都喝兩杯以上的咖啡或茶，就很容易有心臟病和心律不整。這項擔憂當然是有充分理由的。二〇二二年十二月二十一日，《美國心臟協會期刊》（*Journal of the American Heart Association*）上有論文指出，重度高血壓的患者若每天飲用兩杯以上的咖啡，其因心臟病死亡的風險就會增加一倍。關鍵在於「重度」。作者接著指出，輕微高血壓的患者就不會因為飲用咖啡而增加其心血管疾病的死亡風險。從大腦方面的統計數據來看，相關的結果更令人安心。

根據最近的研究，咖啡和茶都有可能降低失智症的發生率。對一些人來說，每天兩杯以上的咖啡是「過量」了，但研究結果卻顯示，飲用者罹患失智症的機率較低。日本的村上團隊研究了一萬三千八百二十六名受試者，發現六十歲以上的老年人每天飲用至少三杯咖啡，就能降低罹患失智症的風險。這項數據完全符合英國生物銀行（UK Biobank）於二〇二一年十一月所進行的研究。英國的研究人員觀察了三十六萬五千六百八十二名受試者，發現每天飲用二至三杯咖啡或茶的人罹患失智症的風險降低了百分之二十八。

另一項相關研究發表於《老化神經科學前沿》（*Frontiers in Aging Neuroscience*）期刊。澳洲的研究團隊花了十年六個月來觀察受試者，發現每天飲用二至三杯咖啡的人比較不會有認知能力衰退的情況，腦部也比較少有β澱粉樣蛋白積累。

為什麼咖啡和茶有助於預防或延緩失智症？首先，因為它們所含的活性成分「咖啡因」能提升多項人體機能。

在實驗中，咖啡因增強了動物的工作記憶、警覺性、空間學習力以及物體辨識力。它還減少了大腦中澱粉樣斑塊的形成，甚至有助於清除掉這些斑塊。每天至少飲用三杯，就能降低一半罹患失智症的風險，但我對此感到有點失望，因為我比較喜歡喝茶（早餐才會喝咖啡）。不過正如英國生物銀行的研究所指出的，咖啡和茶的益處是可以互通的。

咖啡與茶的功效差異也許導因於其萃取過程。舉例來說，喝茶時，同一份茶包我們會泡個兩、三次，根據個人所想要的濃度而有所不同。因此，與咖啡相比，每杯茶所含的咖啡因就不大一樣。

以上這些關於咖啡和茶的研究非常引人注目，因為它們與傳統上對咖啡因的看法互相違背。因此我建議，若要提升每日飲用的分量，可先與醫師討論，尤其是有重度高血壓或其他併發症的患者。從來不喝茶或咖啡的人，也不妨先跟醫師討論後再開始飲用。有些人喝咖啡或茶會心悸、睡不著，那就不建議用這種方法來預防失智症。飲食的決定因人而異，必須基於每個人的健康狀況和承受風險的能力，所以一定要徵求醫師的建議。

第 11 章

不要孤僻，多多培養令人狂熱的興趣

到目前為止，還沒有人能提出完美的好眠方案。就連各大睡眠專家都沒有共識：想要好好睡一覺，有哪些必要元素？又該如何去執行？結果，失眠反而變成自我實現的預言。在準備就寢時，越擔心睡不著，精神就會越好。二〇一三年，《自然與睡眠科學》（*Nature and Science of Sleep*）期刊上有一篇研究指出，這種想要一覺到天亮的期待和焦慮，在壓力大的時候尤為嚴重。坊間的睡眠專家有五花八門的「建議」，但做不好反而會引發睡眠焦慮：比如「絕對要睡滿八個小時」、「每天早上必須在同一時間醒來」、「半夜只能起床上廁所一次」。

隨著年齡增長，睡眠問題會更加明顯，包括品質和規律都會受到影響。老年人會面對三重障礙：

- 花很長的時間才有辦法入睡。
- 晚上醒來的次數更頻繁。
- 睡醒後還是感到很疲倦。

老年人的深度睡眠（又稱慢波睡眠）時間也會變短。但這個階段很重要：骨骼和肌肉能獲得生長與修復、免疫系統會增強，而且最重要的是，記憶力會更加穩固。

比起在四十出頭的時候，我們到了六十歲時，睡眠時間會少了兩個小時，就算在床上躺了很久，真正入睡的時間還是很短，且品質更差。

如果你有這些困擾的話，白天小睡一下是有助於調節夜晚的失眠。在二〇二一年二月的《美國老人醫學》（*Journal of the American Geriatrics Society*）期刊上，康乃爾醫學院的研究人員指出，白天在適當的時機小睡一下，就能補充夜間的睡眠時間。

只要在午間小睡五到十五分鐘，就可以立即感受到精神加倍，並持續一到三個小時。不過，小睡超過三十分鐘的話，反而會造成「睡眠慣性」，也就是醒來時感到昏昏沉沉的。幸好這種現象只會持續幾分鐘，之後認知表現就會恢復了，也會持續更久（數個小時）。若要迅速消除睡眠慣性，可以攝取大約一百毫克的咖啡因（大約是一杯一百五十CC的咖啡）、走到明亮的陽光下或用冷水洗把臉。另一種方法是在小睡前喝杯咖啡，因為咖啡因需要三十分鐘才會充分發揮其效果，而這正好是小睡的理想長度。如此一來，咖啡因的提神效果便可以增強小睡的作用。

我維持小睡的習慣已經超過四十年了，不但能迅速入睡，醒來三十分鐘後還會變得精神煥發。若想養成小睡的習慣，請記住：別強迫自己入睡。越努力想要睡著、成功的可能性就越小。

一開始練習時，只需在固定的時間在沙發上躺個三十分鐘，讓精神放輕鬆即可。避免想到家庭或工作問題、新聞事件或令人緊張的事情。練習個幾天，你就能自然地休息三十分鐘（不需設鬧鐘提醒）。這項練習能為大腦建立模板，入睡後的半小時，你就會自動醒來。持之以恆的話，任何時間點你都有辦法小睡片刻。休息的最佳時間是午餐後一小時，由於肚子裡充滿食物（主要是碳水化合物），會讓人特別想打瞌睡。

除了恢復精神，小睡習慣還有益於提升認知功能。

「打個盹能強化認知能力，記憶力的改善更是明顯」，麻州大學阿默斯特分校的睡眠研究專家史賓塞（Rebecca Spencer）表示：「小睡對學習力的提升有益，不管是背單字、接觸新運動或是管理情緒，效果都能提升。」

許多研究單位還證實，小睡可以鞏固回憶的完整性。初次認識到某事物時，它會被儲存在海馬迴中，這是負責形成記憶的大腦區域。小睡時，海馬迴的活動會很活躍，就像我們在學習新知識一樣；這種現象被稱為神經回放（neural replay）。

根據史賓塞的說法，小睡時，大腦會重播記憶，像是在上演關於今天的電影一樣。

孤獨感很浪漫，但並不健康

「你有跟他人同住嗎？」

「沒有。」

「妳有養寵物嗎？」

「沒有。」

「那妳一定覺得很寂寞？」

「醫師，我並沒有說我很寂寞。我只是一個人生活而已。」

某次我對患者進行初步評估的時候，出現了這段略帶尷尬的交談。聽到患者的居住情況時，我失禮地表達出了自己對於獨居的感受；是我的話會感到孤獨，但她不會。

孤獨是種不愉快的感覺，但正如那位患者所暗示的，實質的社交孤立不會自然引發自我封閉的孤獨狀態。不過，孤獨之所以會讓人內心「隱隱作痛」，是因為當事人「感受」到社交孤立的情境，或擔心自己變得孤苦無依。基因在這方面當然有帶來影響；有些人從小就喜歡獨處，而不喜歡與他人共度時光。因此，有些人過著社交孤立的生活，卻不會感到孤獨；但有些人與他人一起生活，卻老是感到很孤獨。

在四十五歲以上的成年人中，有超過三分之一的人即使與他人頻繁互動，仍會感到孤獨。隨著年齡增長，孤獨感可能隨著年齡增長而變嚴重，也更有機會進入社交孤立的狀態。在六十五歲以上的成年人中，有四分之一因配偶去世或自身患有慢性病而獨居。

深受孤獨之苦的人，總認為厄運即將來臨。這預感其實是正確的，孤獨感通常會引發憂鬱、焦慮甚至是自殺的念頭。我相信，孤獨感也是某些謀殺案和大規模槍擊案的導因之一。在新聞報導中，情殺案屢見不鮮，因為被分手或被拒絕的一方情緒暴走，認為自己不被愛了，而深陷痛苦和孤獨感之中。若是伴侶移情別戀的話，當事人會更加崩潰。許多隨機殺人的兇嫌在犯案前都曾在社群媒體上透露，自己老是被拒絕、無法進入戀愛關係。他們被憤怒、孤獨感和被排斥感淹沒了，所以要毀掉拒絕自己的人，用殘暴的手段來洩恨。

近年來，社會科學家和神經科學家都觀察到，就算不會引發孤獨感，社交孤立還有其他的負面作用。他們的研究結果令人憂心，因為社交孤立所引發的各種危害和致命因子，不下於吸菸、肥胖和缺乏運動。更令人驚恐的是，社交孤立和孤獨感也可能提高罹患失智症的風險。根據國際科學院（International Academy of Sciences）所發表的研究，孤獨感讓罹患失智症的風險提升了百分之五十。

孤獨感和社交孤立的情況在日本社會尤為顯著。日語中的「繭居」（引きこもり）意為「內縮」或「自我限制」，是用來形容現代的隱士或遁世者。這個族群平均年齡為三十七歲，幾乎沒有對外的社交連結。特別引人關注的是，自我隔離的人可以長達半年斷絕任何與外界的聯繫。由於智慧型手機、外送服務和網際網路的普及，所以日本和其他先進國家的年輕人可以自己待在公寓裡，過著足不出戶的生活。

社交孤立和孤獨感也常出現在老年人口中，有百分之十五的銀髮族會好幾天沒有與人有任何接觸，而百分之三十的老人沒有可依靠的人。

一般來說，自我隔離會引發嚴重的心理疾病，但這因果關係也可以是反過來的：社交孤立帶來了孤獨感、憂鬱、甚至是自殺的念頭。宅在家中的人到底有多少？調查顯示，日本全人口中超過百分之一的人有這種狀況。

繭居族興起的原因包括社會凝聚力的瓦解、傳統家庭的崩裂以及科技的飛快進步。雖然這個現象在日本最為普遍，但世界各地的社交孤立人口也在增加中。在南韓、香港、美國和墨西哥，越來越多的人選擇獨自生活。

二〇二〇年，《美國健康與老年人趨勢研究》（National Health and Aging Trends Study）指出，在六十五歲以上的受訪者中（約七百七十萬人），有百分之二十四處於社交孤立狀態，百分之四十三的人表示自己感到孤單。若受訪者下修到四十五歲的話，則有百分之三十五的人感到孤單。這些數據裡最令人擔憂的事實是：在孤獨感的侵害下，罹患失智症的可能性提高了百分之三十。

英國生物銀行調查了國內人口密集區的五十萬人，以了解民眾的社交孤立和孤獨感。社交孤立的評估方式包括以下三個問題：

（1）「您是否獨自居住？」

（2）「您的社交聯繫方式是什麼？」

（3）「您多久與他人見面一次？」

孤獨感的評估方式則包括這兩個問題：

（1）「您是否感到孤獨？」

（2）「您多常向親近的人傾訴？」

結果顯示，社交孤立的人罹患失智症的風險比較高。孤獨感也會增加罹患失智症的機率，但主因是它所引發的憂鬱症。換句話說，單單社交孤立就足以導致大腦結構出現變化，讓顳葉、額葉和海馬迴中的灰質減少。

在「哈佛成年人發展研究」（Harvard Study of Adult Development）中，研究團隊自一九三八年起，針對社交孤立和孤獨感，展開了漫長的研究，迄今也還在進行中。目前執行的主任沃丁格（Robert Waldinger）和副主任修茲（Marc Schulz）表示：「在哈佛研究的調查對象中，許多人到了七十歲和八十歲時，都會一再強調，他們最珍視的是與朋友和家人的關係。」

此研究的焦點是幸福感，沃丁格和修茲也將此研究寫成了《美好人生》（*The Good Life: Lessons from The World's Longest Study of Happiness*）一書，但研究結果也呈現出了認知功能失調的問題。不管處於哪個年紀，長期的孤獨感都會使人的死亡想法增加百分之二十六。此外，孤獨感還會讓人睡不好、對疼痛更敏感，免疫系統和大腦功能也會受損，而這些狀況都會促發認知功能失調。

因此，孤獨感可說是大腦在渴望社交聯繫。事實上，寂寞的人有許多特徵都跟孤立的大腦神經細胞一樣。就生物學來看，在有互動的環境中，人類和神經細胞才能發揮最佳效能。沒有交流的話，孤立的神經細胞和人類都一定會失去生命力。

神經學家華利（Lawrence Whalley）在《神經學》期刊上發表文章指出：「社交孤立的老年人更容易感到孤獨，但光是寂寞的心情還不足以增加罹患失智症的風險……真正要命的關鍵是社交孤立。」

當今的年輕人總是主張：「我有自由選擇的權利，反正社交孤立不會有嚴重的後果。我不需要去迎合他人的期待，只要去追求自己認定有意義的東西。」這些話對於厭世和虛無的人來說很有道理，但唯一的問題是，那並不是事實。社交孤立足以引發失智症。沒有人可以聊天、沒有人可以求助、沒有人可以愛……也沒有人愛你——聽起來很像是美國鄉村音樂的歌詞。但孤獨感不光是鄉村音樂的情懷，對於六十歲以上的人來說，那是現實生活中擺脫不掉的痛苦。

因此，無論你有多麼像荒野中的孤狼，還是請你強迫自己定期與他人互動——每周跟朋友去看一場電影或聚餐一次就夠了。有時參加簡單的社團活動，就有機會交到新朋友、展開新目標，甚至有機會開啟新戀情！

喝酒也會引發失智症？

「要防治失智症，最好徹底消除掉所有已知和可疑的因素」，這種說法應該沒錯吧？大家都應該向勞苦功高的科學家和醫師舉杯致意！等等，杯子裡面裝了什麼？

在導致失智症的因素中，酒精處於一個曖昧的位置。當然，過量飲酒是不可取的：根據《美國飲食指南》（US Dietary Guidelines），男性每天飲用超過兩杯、女性每天飲用超過一杯酒類飲品，就算過量。不過，只要是人家常說的「酒鬼」，他一天內倒酒時所濺灑出的量都不止於此。許多男男女女每天都喝超過兩杯的標準量，但不覺得這樣會有什麼問題，除非他們經常醉倒在路邊、喝到胡言亂語，那麼家人和朋友只好不斷提出勸告，希望他們少喝一點。

至於哪些人可以喝酒？可以喝多少？這問題相當複雜。關於酒精所帶來影響，不但眾說紛紜，當中還有些謬誤：「飲酒過量傷身，但小酌一杯有益健康」、「每天喝一杯葡萄酒很健康，喝啤酒或烈酒會傷身」。這兩個說法都不完全正確，儘管它們很常見。

二〇一八年，法國健康與醫學研究所（French Institute of Health and Medical Research）在《英國醫學期刊》上提出，不喝酒的人比適量飲酒的人更容易患上失智症。換句話說，少量的酒精對健康有益。在接受這一說法之前，請先想一下，研究中所謂不喝酒的人，有多少人是已經戒酒的。搞不好有一些受訪者早就被醫師或家人下令要戒酒。如果是這樣，我們可以合理地猜測，這些人以前有酗酒的習慣。

加拿大的流行病學家拉布思（Christopher Labos）指出，這些「人為製造的情境」（situational artifact），會導致跟飲酒有關的研究困難重重。有一些豪飲者在戒酒多年後，身體才出現相關的不良影響，而研究也因此失真（被歸類在不喝酒的那一群）。如果研究人員想證明，偶爾飲酒比起完全不喝酒更健康，那就應該將「不喝酒的人」限縮到從小到大滴酒不沾的人（不管是出於宗教、文化或心理因素）。

酒精的首要有害後果就是癌症，包括咽喉癌、乳癌、肝癌、食道癌和大腸癌。而酒精所造成的死亡人數，以肝癌最多。酒精所誘發的肝病特別危險，因為要在發病早期診斷出來，唯一方法就是綜合性的代謝評估（測量血液的各項指標）。但就算肝功能檢測的結果異常、醫師也懷疑患者酗酒，但只要是酒精造成的肝功能惡化，患者就不會立即出現病徵（如噁心、嘔吐、腹痛，眼睛和身體各部位有黃疸）。研究發現，每天至少飲用四杯酒的人，九成的人有脂肪肝。這並不奇怪，酒精就是毒藥，每年都會導致一定比例的人口死亡；有些人在狂歡暢飲後發生急性酒精中毒，有些人是飲酒多年所導致的器官功能衰竭。

酒精對記憶力所造成的破壞尤為嚴重。以高沙可夫症候群（Korsakoff's syndrome，又稱健忘症候群）為例，患者因酗酒而導致體內維生素B1減少，而這種維生素有助於腦細胞將葡萄糖轉化為能量。維生素B1太少的話，腦細胞的各項功能會變差，甚至會急劇惡化。原本腦部功能正常的酗酒者可能在一小時內就意識模糊，還會失去平衡感，變得步履蹣跚。更嚴重的是，他對近期事件的記憶會突然消失，甚至會下意識地編造出「虛假的記憶」（confabulation）來填補，包括一些看似合理但從未發生過的情節。以下是我與一位高沙可夫症候群患者的對話過程，其中有明顯的虛假記憶：

醫師：「昨天我在『保羅．史都華』服飾店購物時，好像有見到你在那裡挑選襯衫？」

患者：「對，我昨天有去那間店，但我沒看到你。後來我買了件很不錯的襯衫。」

醫師：「什麼顏色的襯衫？」

患者：「藍色。那是我最喜歡的顏色。」

醫師：「你有順便買條領帶搭配那件襯衫嗎？」

患者：「對，我買了條紅色的領帶，因為我覺得紅色跟藍色很搭。」

這位患者並不是在說謊，但他很容易接受暗示，相信他真的跟我在服飾店裡巧遇。

事實上，他這幾個星期都待在醫院沒離開過，但他還是無法抗拒我的暗示。

不接受治療的話，高沙可夫症候群會發展成永久性的記憶受損，最終演變為酒精所導致的失智症。只要發現得夠早，患者能補充足夠的維生素B1，就有機會完全康復。因此，高沙可夫症候群是可以治癒的失智症。它是急性的神經系統疾病：如果沒有及早診斷出體內缺乏維生素B1，並加以補充，腦細胞就一定會受損。

在四分之一的高沙可夫症候群患者中，大腦周邊的神經系統會受到影響，所以身體會失去平衡、常常跌倒。由於記憶喪失，患者很快就會出現學習障礙和推理困難。哪怕是不常見面的親友，也很容易觀察到這些病徵，但患者對自己的狀況卻毫無洞察力，常常有幻覺和幻象，編造的記憶也越來越多。此外，他們的性格也變得易怒、偏執、好鬥，經常對他人不滿。

高沙可夫症候群是酒精對人體造成的重大危害，所以我才說，酒精就是一種會破壞神經的毒藥，會導致人體內的維生素B1含量過低。這種營養不良的情況，在酗酒者中非常普遍。幸運的是，現今的食品中常添加各式各樣的營養補充劑，所以高沙可夫症候群已經很罕見了。

記憶對於身分認同和其他心智功能非常重要，所以飲酒才是一個重大的議題。偶爾喝杯葡萄酒當然是非常愉快的事。只要記得，酒精是導致阿茲海默症的風險因素（但它對大腦的傷害比抽菸還小）。各項致病風險因素必須放在整體脈絡下考量，也就是總和所有風險，而不光是鑽研其中一項因素。

我們應該多留意，飲酒經常害老年人意外身亡。老年人跌倒的死亡率正在攀升，特別是男性銀髮族。在二〇〇七年至二〇一六年間，跌倒引起的死亡率增加了百分之三十。在七十五歲以上的人群中，有百分之七十的意外死亡是由於跌倒所引起的。所以我強烈建議，過了六十五歲的話，就應該徹底戒酒，把它從你的飲食清單中刪除。如果你的身體平衡感很差，有體力下降、肌肉萎縮以及藥物副作用等問題，那麼就更應該聽從我的建議。

問問自己，喝酒有什麼好理由？如果答案是「因為有助於改善心情、減輕焦慮」，那麼你可能已經有酗酒的傾向了，最好完全戒除。如果你的答案是「一杯葡萄酒讓我更加享受食物以及與親友共聚的時光」或「和朋友們小酌、談談心」，那就不太需要擔心它對健康的危害。當然，你有權利偶爾進行一些低風險的活動。沒有人是完美的，所以法國俗諺說：過度追求完美反而會壞事（Le mieux est l'ennemi du bien）。

前面我們已提到許多應該設法排除的致病風險。接下來我們要介紹有效預防失智症的生活方式。

消除壓力：改變心態和期望

減輕壓力可以降低失智症的發病機率，雖然這是眾所周知的常識，但大家還是會經常忽視。每個人所感受到的壓力不同，起因包括外在事件以及自身能力無法應付他人的要求。而且，即使遇到相似的情況，每個人能承受的範圍也不同，正如有些人會把壓力當作是挑戰。因此，某件事物是否會成為壓力源，就看當事人的主觀感受與判斷。

壓力會隨著環境的變化而改變。在網球比賽中，有時世界排名後段的球員可以擊敗種子球員，因為他沒有一定要奪冠的包袱，所以不會感到壓力重重。相對地，若排名較低的球員在賽中保持優勢和主導權，種子球員便會更加緊繃，深怕會輸給實力比較差的選手。

除了運動，逢年過節也是個壓力源。家族聚會通常是輕鬆、愉快、無壓力的，但對有些人來說不是如此，尤其要花時間和心力去和親朋好友互動、交流。老年人對此所感受到的壓力更大。

各項身心研究都指出，心理壓力有可能引發輕度認知功能障礙和阿茲海默症，但這項致病風險是可以消除的。對某些族群來說，壓力感不但會破壞認知能力，還會引發其他不健康的行為，例如酗酒、吸菸、不想運動，更不想聽從醫師的建議。

心理壓力會隨著年齡增長而呈線性成長，老年人的認知能力還會因此快速下降，原因在於，壓力激素從血液進入大腦後，便會導致大腦萎縮和認知功能退化。二〇二三年，在《美國老年人的心理壓力與其認知能力之關聯性》（Association of Perceived Stress of Cognition among Older US Adults）的研究中，作者便有強調這項結論。

如何減輕老年人的心理壓力？其實很簡單。先去探究這個問題：「究竟是哪些事物讓你感受到壓力？」有時生活中看似沒有即時威脅，但老年人還會覺得壓力重重，其原因可能隱晦難明。這時，我們得設法去探詢長輩們的心事，只要多開口問問，就會有答案。

從心理壓力的角度來看，我們便能理解長輩對於失智症的恐懼。他們覺得自己很有可能會罹患失智症，而當前又沒有可靠的治癒法，所以內心的壓力不斷升高。不幸的是，長時間有這種壓力反應的話，它反倒會成為自我實現的預言，直接導致最令人恐懼的結果：認知功能嚴重退化，進而引發輕度認知功能障礙甚至是失智症。

壓力也會帶來正面效果，我們因此才知道應該改變心態和期望，而這也是我們可以努力的事情。

別碰大麻

現今美國各界對開放大麻合法化的呼聲越來越高，但我認為這主要是由相關利益團體所推動的。大麻合法化後，他們就能把持生產管道以獲取巨大財富。因此，利益團體不斷高唱大麻對人體無害、刻意忽略它的致病風險，而無視於神經科學家的警告。

為了避免這些情況，我們先來觀察社會大眾對於大麻的普遍認知。大麻指的是大麻屬植物的乾燥花和葉子，而它的精神活性物質為四氫大麻酚（THC），在與大腦中的四氫大麻酚受體結合後，就會對人體產生作用，特別是負責記憶功能的區域，如海馬迴、杏仁核以及大腦皮質中的受體。

醫學已證實，大麻對人體的正面效用在於緩解疼痛和嘔吐症狀。不過，有些主張卻還有爭議，包括大麻類藥物有助於治療失智症。但有些神經科醫師觀察到，大麻對阿茲海默症的患者有些鎮靜效果。

近幾年來，大麻萃取物的濃度已大幅提高。在一九九〇年代前，大麻中含有百分之四的四氫大麻酚，到了二〇〇〇年為百分之十二，而現今已提升到百分之二十六。大眾不了解這項事實，所以在大麻合法化的加州，被送去急診的重度大麻使用者近年來增加了至少十倍，這當中以戰後嬰兒潮（出生於一九四六年至一九六四年）占絕大多數。

研究指出，從十八就開始使用大麻的人，到了四十歲記憶力確實受到影響，因為大麻素受體都分布在大腦的記憶迴路中。

紐西蘭的研究人員發現，從青少年時期就常抽大麻的人，到了四十多歲時測智商會降六到八個點數。此外，常抽大麻的青少年完成高中和大學學歷的比例也較低。這個族群的人也更容易去接觸其他毒品。除了這些現象外，研究還證實，這些人當中不少也有低收入、失業等狀況。

大麻對大腦的情節記憶、工作記憶、執行功能等機制有負面影響，也會阻礙需要專注力的身體活動，比如操作機器和彈奏樂器。當事人的自我感知也會有偏差。

在一項訪談研究中，大多數的重度使用者都表示，大麻的確影響了他們的思考能力、工作成效、社交生活和身心健康。研究人員還發現，這個族群罹患精神疾病的機率也比較高。在另一項針對郵局員工的調查中，研究人員發現，員工在就職前接受尿液檢測後，當中有大麻反應的人，之後受傷的機率高出了百分之五十五，缺勤率增加了百分之七十五。

紐西蘭的研究人員梅爾（Madeline Meier）表示：「在長期使用大麻的人身上，我們所發現的負面作用都符合其他研究的結論，包括有可能在晚年罹患失智症。」

考量到大麻會提高大腦受損和罹患失智症的風險，所以戒掉是最理性的決定。但利益團體的力量太龐大，只顧著宣傳大麻那一點點的醫療效果，還鼓勵民眾用它來享樂。不幸的是，社會大眾對此已變得司空見慣。但是在美國，像是大麻使用或研發治療阿茲海默症的藥物，都不光是醫學問題，還跟文化、經濟和政治有關，稍後會再提到。

住在有自然環境的小城市

現代人生活都在大城市中度過，不知有多人嚮往住在鄉村？相反地，如果你像我一樣在小鎮長大，是否會覺得都會生活更好？無論你的答案是什麼，健康問題都會是首要的考量。那麼，鄉村和城市生活是否會影響認知功能以及影響罹患失智症的風險呢？

《愛爾蘭老年人長期研究》（The Irish Longitudinal Study on Aging）指出，城市居民的認知能力比鄉村居民好。該研究的對象包含了三千七百六十五名五十歲以上的愛爾蘭健康居民。「相較於城市，鄉村人口罹患失智症的比例較高，這意謂著在認知、社交或生活等方面，城市環境能給大腦更多刺激，」其作者如此總結道。

愛爾蘭研究的推論很有道理，但還不能說服我。我在鄉村和城市都分別住過一段時間。我生命中的前二十年是在鄉村度過，之後就一直待在城市（紐約市和華盛頓特區）。我認為，在愛爾蘭研究中的城市優勢，會因為空汙和全球暖化問題而被削弱。

高濃度的二氧化氮和一氧化碳有可能提高罹患失智症的風險。例如，空氣汙染測量顯示，住家若是靠近主要且交通繁忙的高速公路，其住戶暴露在懸浮粒子的程度就越高，認知功能就可能受損。

瑞典學者尼爾松（Lars-Göran Nilsson）在二〇一六年發表《北瑞典交通空氣汙染與失智症的關聯》（*Traffic-Related Air Pollution and Dementia Incidence in Northern Sweden*），

詳盡地論述了兩者的關聯性。事實上，光暴露在排放柴油廢氣的環境中兩個小時，腦部功能就會受到影響，各個區域的活動量都變低了。

考量到這些研究結果，我們就應該重新審視城市和鄉村何者比較會造成認知功能損害和失智症。大家已經知道，比起在健身房，在室外跑步、做運動對心理健康更有益。換句話說，樹冠的密度與跑者的心理健康和幸福感呈正相關。

不過，我們不能對樹冠密度有太樂觀的期待。多倫多是我最喜愛的城市，周邊有八千平方公里的遼闊土地（被稱為「綠帶」）。但近年來大量移民湧入加拿大，新的住宅將建在綠帶的私人土地上。這種政治、社會和文化帶來的轉變，會導致樹冠密度減少，環境也會連帶受到汙染。像多倫多這樣的大城市，其政府都在致力於兼顧開發與保持自然，以保護居民的身體和大腦。

最好的選擇是住在中型城市，畢竟住在小鎮的認知刺激太少。但當地必須有充足的綠地。所以我選擇住在華盛頓特區的住宅區，而且它三面都有樹林。

活化腦力的終極秘訣：美好的狂熱

最後，我們要介紹對抗失智症軍火庫中最強大的武器。

想像一下，有兩棟房屋被颶風摧毀。其中一個屋主的資產都投注在房子上，所以他就破產了。另一個屋主反而不以為意，他請保險公司去善後，自己就搭乘私人飛機前往曼哈頓，在那裡他有另一處住所。不需要拿到ＭＢＡ學位就知道：富人更能承受經濟上的打擊。從經濟學觀點來看，這位富人擁更多的儲備方案。

大腦也是，腦袋裡的財富也是隨時間積累起來的。根據「認知儲備理論」（Cognitive Reserve Theory），隨著人生發展而存在大腦內的知識、經驗和生活事件，都是重要的資產。

教育是關鍵：教育程度越高，認知儲備就越多。但重要的是，教育程度不光是用學位和文憑來累積，更重要的是拿到證書之後，它們發揮了多少效用。

舉例子來說。二十年前我去埃及參加深度旅遊團，行程當然包括參觀金字塔等著名景點，一路上也有專業的導遊在解說。一天的行程結束時，我們都會與導遊進行小組討論，團員中有一位法蘭克先生很厲害，比大家都知道得更多。

過程中，我們大多是在提問、請教，但法蘭克卻能與導遊侃侃而談。原來他對埃及的歷史和文化非常了解，所以和導遊之間就像兩位學者在進行深度對談。有時導遊回答了團員的問題，還會問法蘭克有什麼需要補充的。

我感到很好奇，於是特地跑去問了一下法蘭克的背景。大多數的深度旅遊團成員都是律師、醫師和企業家，但法蘭克說自己是「單純的藍領階級」，是資深的建築承包商。我問他：「你從何時開始學習古埃及的歷史？」

法蘭克說，他現在都還記得小學五年級時老師所介紹的古埃及文化。這激發了他一生的學習動力。在接下來四十年，他收集並閱讀了許多有關埃及的書籍，參加了介紹埃及文化的講座以及報名深度旅遊團。

事實上，法蘭克正是培養出了我所謂的「美好的狂熱」（Magnificent Obsession，編按：這也是老電影《地老天荒不了情》的片名）：對某個領域抱有濃厚的興趣，並長期學習相關的知識。最重要的是，要培養美好的狂熱不一定得從童年開始，在任何年齡都可以展開。

認知儲備就是所謂的晶體智力（crystallized intelligence），是你多年下來透過教育和經驗累積而來的寶庫。這種知識不會隨著年齡增長而減少，甚至還可能會變多。在法律、醫學等領域，資深的專業工作者都會累積不少晶體智力，也可說是智慧。

一九四六年，英國醫學研究委員（Medical Research Council）展開了長達七十年的《全國健康與發展訪查》（National Survey of Health and Development）。研究人員觀察這一千一百八四十名受訪者的成長歷程，結果發現，認知儲備和晶體智力較少的人，認知能力下降更快。因此我們可以強烈地主張：終身致力於建立認知儲備，在晚年時就更能保持靈活的認知與思考能力。

當然，沒有人能揮一揮魔杖就回到七十年前。對於五十、六十或更年長的人來說，還有機會加強認知儲備嗎？

人類大腦最令人驚訝且獨特之處，就是可塑性。正因如此，大腦的功能與容量可保持穩定、甚至還能增加。即使腦細胞數量減少，可塑性都還不會消失。在人生任何時刻，大腦迴路都有機會重整，哪怕是在一分一秒之間。這與機械裝置完全不同。不然你打開汽車引擎蓋，隨機拆卸幾個零件，看看車子會不會跑更快。

從事新的興趣或活動，腦內便會形成新的網路；腦內神經傳遞物質及其受體的數量會根據活動的需求而增減。正如產生多巴胺的神經細胞也會開始製造及釋放不同的神經傳遞物質。在這些變化下，最終大腦會在實質上變得不一樣。

從前人們並不相信，不管在任何年紀，你都有機會改變大腦。這觀念之所以難以接受，是因為在主觀上我們很難感知到大腦的轉變。例如，剛開始上法語課時，一定學得很慢、進步幅度很小。但在學了一年後，法語能力將會提升，最後你就不會記得最初的懵懂階段。總之，精通新語言不會在一夜之間發生。需要一定的時間和努力，掌握新外語的大腦迴路才能建立起來。同樣的道理，鍛鍊大腦後的腦部改變，也要一定時間才能察覺。

建立認知儲備永遠不會太遲。就算無法在一天、一周或一個月內看到成效，但無論你從什麼年紀開始，都能自然地發展出該階段的最佳表現。所以你真的應該馬上開始練習。

方法很簡單。挑選一些真正能引起你的興趣、深深吸引你的事物，然後以正面的方式去鑽研，就像法蘭克對埃及的文化與歷史那樣熟悉。除了知識與學問，你的目標也可以是成為出色的廚師。因此，你必須大量閱讀食譜和烹飪書籍，觀看網路上的教學影片，去拜訪這領域的高手，向他請教一番。

在整個生命周期中，大腦都能保持著高度的可塑性。不管你是七歲或七十歲，都能開始建立認知儲備；英國醫學研究委員會已經證明這一點。

閱讀是最好的腦力活動

大腦的可塑性是無窮的，這項事實讓人感到安慰。舉例來說，閱讀本書、學習新知，大腦迴路就會開始重整。改變的幅度將取決於過往的生活經歷。如果這本書帶給你很多新知識，你的大腦迴路就會大大改變。如果你已經是專業的醫師，那本書的內容不會給你太多刺激。若想要預防阿茲海默症，就應該牢記認知儲備這項重要的概念。

閱讀是增加認知儲備最有效的活動。這項習慣對記憶力有強大的影響，可提升情節記憶和工作記憶的效能。閱讀時，一開始角色的身分和事件會記在情節記憶中，而理解角色的心境或情節發展則要依靠工作記憶。

比起知識類讀物，閱讀小說更具有挑戰性，因為你必須充分意識到當下正在閱讀的內容，還必須記住前面章節所描述的情景和角色。因此，讀小說能鍛鍊你的情節記憶和工作記憶。這兩種記憶交替執行，你就能回憶起前面章節的內容與故事（你可能已經讀了一百頁）。相比之下，知識類的讀物不用按照順序讀，你也可以跳過不感興趣的部分。而本書在精心編排下，讀者從中間或後面開始閱讀也不成問題。

閱讀文學作品需要集中注意力以及發揮想像力（猜想角色的行為動機）。

閱讀與記憶力的關係，就像雞生蛋、蛋生雞一樣。有些人說閱讀能提升記憶力；又也許就是記憶力良好、思緒清晰的人，才特別喜歡閱讀。為了探討這個有趣的問題，貝克曼高等科學與技術研究所（Beckman Institute for Advanced Science and Technology）的專家設計出一項有趣的實驗。

在實驗中，參與者的年紀約在六十至七十九歲間，被隨機分為兩組，每人都收到一台平板電腦。第一組參與者（共三十八人）參加了為期八周的閱讀方案。另一組（同樣也是三十八人）則在平板電腦上玩文字猜謎遊戲。這兩種活動都需要注意力與認知能力。最終結果顯示，在八周後，閱讀組的人在認知功能測試中的表現比較好，工作記憶、情節記憶、口語和閱讀能力都有所改善。

在比較兩組的表現時，研究員史丁—莫羅（Liz Stine-Morrow）表示：「針對這兩種不同的活動，我們控制了所有的變數，除了『閱讀的魔力』，亦即沉浸在故事中所帶來的效果。」

但重點在於，要挑選能吸引你、有趣的書籍，刻意去挑戰那些沒有吸引力或樂趣的智力遊戲，其實沒有幫助。「全心全意投入生活中最令你興奮的事物，可以來帶許多好處。不但能增加認知儲備，又能對抗阿茲海默症所帶來的影響。」史丁—莫羅如此說道。

沒有萬靈丹

本章提出了幾項建議，它們有可能降低認知功能障礙的風險，但絕對無法保證你不會罹患失智症。患病的不確定性的確會讓人感到焦慮，但最好把這種百分之一的風險當成基本的生活原則：個人的能力有限，所以你永遠無法預知自己的命運。

採納本章所列舉的各項建議，應該可以大大降低罹患失智症的風險。徹底改變生活的態度與作息，身體和心智都會變健康。學界已慢慢能識別各種失智症的特徵（尤其是阿茲海默症），也找出更多的致病因素，以幫助我們設法去預防。不過，我們目前尚未完全釐清各種失智症的發病機制。

採納此章節所提出的各種生活方式，就可以延緩或預防失智症。健康的生活方式，包括吃得營養、多動腦、定期運動以及保持社交聯繫，對記憶力的正面效益最大。若記憶力未受損，發生失智症的機率就非常低。

研究人員觀察了兩萬九千名平均年齡為七十二歲的銀髮族，結果指出：「針對減緩記憶力下降，各種生活方式的效力不同。但調查結果顯示，長時間保持健康的習慣，記憶力退化的速度慢得多了。」

正如我在本書中一再強調的，認知功能的健康取決於多種因素的綜合作用，而不光是受單一因素的影響。僅依靠飲食或運動還不夠。有些人帶有APOE對偶基因，是目前已知風險最高的阿茲海默症致病因素。但他們仍可以透過遵循本章所提出的生活指南，藉以保持良好的認知功能，進而降低發病機率。

第12章

藥廠與大財團所扮演的角色

當病人變成顧客和消費者時……

前面談到，古代社會對於失智症有許多偏見和錯誤觀念，認為這是因為體液失衡、精神錯亂引起的。然而，當今的社會文化也還未擺脫某些扭曲的看法，儘管沒那麼直接明顯，但還是會傷害病人和家屬。

社會越來越傾向於功利主義，所以效率和生產力成為新的美德，它們取代了「關懷」，也就是具有人道精神的行為動機。在新的社會運作模式中，人們將失智症視為「心智失去正常的功能」，而患者多少必須為此負責，包括吃得不營養、運動太少、不動腦等等。從一九八〇年代以來，主流的文化用語已從醫學轉向商業，接著再轉向經濟。

我清楚記得在一九八三年時，我去參加某間教學醫院的醫務人員晚宴。與會人士中有幾個是剛畢業不久的MBA，他們是代表剛收購此醫院的財團出席。有一位代表上台致詞時提到：「從現在開始，希望在座各位醫師把病床上的患者視為顧客。就像做生意一樣，我們希望他們對產品和服務感到滿意。」大多數醫師對這段話感到措手不及和困惑，將病人視為顧客真是太奇怪了。但如今，整個社會對這種觀念已經習以為常了。

大多數醫師仍習慣使用「病人」一詞，但商業模式無孔不入，已成功改變了醫療文化。病人變成顧客、消費者，而購買的產品就是醫療照護。還有護理人員會跟醫師說：「請去看一下五號病房的那位客戶。」

當今醫療院所的運作已融入了許多商業模式。病人和其主治醫師的會面已從「掛號」（appointment）變成了「就醫」（encounter），而後面這個詞會出現在病歷、保險單以及醫師和護理師的紀錄中。患者就醫後，在一連串的看診期間，醫師總是一邊打電腦一邊與病人交談，很少有眼神接觸，這樣才能提高看診效率。

前哈佛大學校長博克（Derek Bok）於一九八一年在《哈佛雜誌》上發表文章，談到這類的轉變：

大學及研究單位越來越依賴產業界的資助，這現象使人感到不安。大學的核心價值「追求知識」因此被遺忘，研究人員只想透過技術發展來賺取利潤。

博克寫下這段話時，超過八成的藥品都是由大學的醫學中心研發的，並由專業的研究人員來發表成果。但到了二〇〇四年，僅剩下五分之一的藥品在大學裡研發，相關研究已迅速轉移到藥廠了。時至今日，這類研究幾乎都在藥廠裡進行，因此所有的成果和數據都掌握在藥商手中。

關於財團進駐醫療體系，最大宗的案例令人跌破眼鏡。在二〇二二年七月，美國電商巨擘亞馬遜集團宣布收購一家大型醫療機構One Medical，後者在全球擁有兩百間診所，為超過七十萬名患者提供服務。這筆價值三十九億美元的收購案在二〇二三年二月獲得政府批准。收購完成後，亞馬遜集團打著「改變初級照護模式」的旗幟，承諾其會員可以「直接獲得全面性的醫療照護與安靜舒適的診療過程」。

這筆收購案帶來巨大的影響。對於患者而言，初級照護是進入整體醫療的門檻。對於投資者來說，初級照護也是涵蓋數十萬名患者的收入來源。患者的醫療檔案和相關數據可以產生連帶的收益。因為他們是潛在的顧客，而醫院會幫他們尋找更多服務方案，但當中許多項目與醫療無關。除了收購One Medical，亞馬遜早在二〇一〇年到二〇二一年間就不斷投資初級照護，金額從一千五百萬美元增長到一百六十億美元。

企業旗下的初級照護有三種特徵，而且都不屬於傳統醫療的範疇：

由財團所掌控（如亞馬遜和沃爾瑪）

由保險公司所掌控（如哈門那）

背後有廣大的投資者和商業集團

關於財團占據了初級照護市場，公衛學者索萊爾・沙（Soleil Shah）在《新英格蘭醫學期刊》上寫道：「財團旗下的初級照護機構必須使股東和投資者的利潤最大化，而這很可能與照護患者的最佳方式相衝突。」財團和投資者也投入資金去研發預防失智症的藥物，對此後續會有更多討論。

抑制大腦的發炎反應也許是解法

想要找到治療某種疾病的方法，必須先理解其致病原因和表現症狀。我們之所以還無法徹底控制阿茲海默症，就是因為尚未完全了解其病因。

距今一百多年前，德國的阿茲海默醫師在患者的大腦中發現了澱粉樣斑塊和神經纖維糾纏。時至今日，大部分的相關研究都奠基於他的發現，並相信這兩個現象是該疾病的肇因。然而這個根深蒂固的信念並沒有迸出太多進展。

許多專家試圖藉由降低澱粉樣蛋白來治癒阿茲海默症，但臨床試驗卻接連失敗（至少已知有十七次了）。有位專家如此形容道：

醫界之所以努力開發抗澱粉樣蛋白藥物，乃是奠基於巨量且多元的生物學證據，所以不容置疑。但從另一個角度來看，研發出一種藥物後又出現另一種，進行了一項試驗後又進行了另一項。年復一年，耗時長久，彷彿只剩下愚蠢！

儘管澱粉樣斑塊是阿茲海默症患者身上的明確特徵，藥物試驗的目標也在於消除它，但就算能成功降低它的指數，心智功能也得不到令人滿意的恢復。在眾多失敗的藥物裡，有些能清除掉大腦中的澱粉樣蛋白，但在臨床上卻看不到認知功能的有效改善。

因此，學界已在尋找其他方案以取代主流的澱粉樣蛋白理論。美國遺傳學家蓋奇（Rusty Gage）專門研究老化所導致的神經退化性疾病，並聚焦於阿茲海默症患者的大腦神經細胞。蓋奇與他的團隊發現，患者腦部的許多神經細胞會因衰老而退化，並且出現生命壓力的反應。

一般來說，各個部位的衰老現象，如皮膚有皺紋、視力和聽力退化，都是隨著年齡增長而來的正常過程。但大腦中所發生的衰老現象一定是異常的。正如蓋奇所發現的，衰老導致腦部神經細胞失去功能和活力、新陳代謝能力受損，腦部也時常發炎。蓋奇的團隊已經找出方法來辨識出這類退化過程，而預防腦部神經細胞退化，很可能就是治癒阿茲海默症的有效途徑。

蓋奇教授說：「我們的研究清楚顯示出，這些神經細胞正在退化和衰老，而這現象會直接導致神經發炎和阿茲海默症。」

神經細胞退化後，會釋放出炎症因子，並傳遞到另一個神經細胞，引起一連串的發炎反應。這個作用的影響極大，因為單一一個神經細胞可以連上一千個神經細胞。蓋奇團隊的醫療方法主要是針對衰老的神經細胞，並設法減輕其發炎現象，進而減緩阿茲海默症所導致的大腦退化。

要探究炎症在阿茲海默症中所扮演的角色，可以從過敏性疾病著手。研究顯示，過敏性鼻炎、哮喘和過敏性皮膚炎（發紅、發癢的皮膚病，最主要是濕疹）有可能提高罹患失智症的風險。

韓國國家健康保險系統（Korean National Health Insurance System）研究了六百七十八萬五千九百四十八位國民，發現上述的過敏性疾病都與失智症風險的提高有關，尤其是阿茲海默症和血管性失智症。這種關聯性是否導因於大腦的細胞過度活化、產生發炎反應，進而導致失智症？

不過，如果你患有過敏性疾病（美國三分之一的人口有此問題），並不需要感到恐慌；哮喘、過敏性鼻炎或過敏性皮膚炎不會直接導致失智，而且它們所增加的患病風險最多只有百分二十。

但如果後續研究證實，過敏和失智症確實有關聯（韓國研究中的七百萬樣本，是迄今最大型的統計數字），醫界就得趕快研發藥物來降低阿茲海默症患者的發炎反應。

依此看來，與其把所有的資源都放在澱粉樣蛋白，那還不如去開發抑制發炎反應的藥物？正如蓋奇的研究所示，炎症可能是導致神經細胞死亡的源頭，而它們聚集起來後，就會形成澱粉樣斑塊和神經纖維糾纏，進而導致阿茲海默症。

不過，到目前為止，這項神經細胞衰老論尚未經證實，與澱粉樣蛋白理論一樣，仍需要大量的研究來解決一些問題，包括「去除掉老化的神經細胞有什麼好處」、「老化的神經細胞究竟是如何導致阿茲海默症」。

關於阿茲海默症的肇因，哪種理論才是正確的？我們目前還沒有確定的答案。是否應繼續將精力集中在消除掉澱粉樣蛋白，還是該轉而對付炎症？又或者應該去研究發病的多重肇因？

β澱粉樣蛋白理論是目前的研究主流，即研究阿茲海默症患者大腦中的澱粉樣斑塊和神經纖維糾纏。研究人員相信，探究這兩個現象如何導致阿茲海默症，就可以徹底了解這個疾病。深入研究澱粉樣蛋白與神經纖維的性質，神經科學家就能逆向操作，找出這兩個現象的源頭。有如主廚去品嚐一道菜，然後往回推測料理步驟與所用的食材。

但也許真正的致病原因是未知的腦部損傷，由它引發了嚴重的發炎反應。若真是這樣，那麼研究重心集中在發炎反應也許才是關鍵，澱粉樣斑塊和神經纖維糾纏只是連鎖反應的後端現象（並摧毀了大腦神經）。又或許這兩個現象無法成為破解阿茲海默症的關鍵，至少目前為止還沒有。

澱粉樣蛋白與發炎理論究竟哪個才是正確的？也許這兩套理論都有部分的正確性，

可以互相補充。總之，尋找單一的致病原因是錯的。多倫多大學的神經科學家維弗（Donald Weaver）表示，這種情況就跟高血壓一樣：

治療高血壓的方法不是吃藥就好。既然如此，我們又何必期望會出現簡單又高效的方法，光吃藥就可以治癒阿茲海默症？這太天真了。

藥商的利益與盤算

在二〇二〇年，製藥公司百健（Biogen）和衛采（Eisai）向美國食藥署提出申請，請對方批准一種抗阿茲海默症的藥物Aduhelm，其成分為aducanumab。在審核過程中，食藥署忽視了其內部諮詢委員會的建議。在他們精心挑選的阿茲海默症專家中，全部都不建議批准這種藥物。但食藥署當時的作風很強硬，反而加速了批准程序。事實上，這裡面牽涉到巨大的商業利益。百健估計這種藥物每年可帶來一百八十億美元的收入。在某次會議簡報中，他們還吹噓說：「我們要創造歷史，讓它成為製藥史上最賺錢的產品。」

患者若使用Aduhelm的話，每年要付出五萬六千美元；等到全美的阿茲海默症患者都服用的話，百健第一年的收益就有一百二十億美元。這對百健的投資者來說是一筆巨大的獲利，但相關的患者有一半的人年收入不到五萬美元。保險公司拒絕支付該項藥物的費用，因此醫師根本不會開立Aduhelm的處方箋。該藥物上市一年後，百健僅賺取了三百萬美元的利潤，於是將這項產品下架。

一年不到，市場上又出現了相關藥品Leqembi，其成分為lecanemab，同樣是百健與衛采聯手研發的。在臨床試驗中，這種藥物只出現低度至中度的療效，還會增加腦腫脹和腦出血的風險。儘管業者極力粉飾，但該藥品的益處完全無法令人滿意。美國神經醫學權威湯比薩提（Madhav Thambisetty）表示：「從失智症專科的角度來看，Lacanemab與安慰劑的差別沒兩樣，在臨床上看不出有明顯的成效。」

那麼，為什麼食藥署急著要批准這些療效有限的藥物？一再開發和測試抗澱粉樣蛋白的藥物。哈佛醫學院的記憶專家沙克特（Steven Schacter）所提到「記憶七罪」中，就有這一項：固執。某種想法在大腦根深蒂固的話，就很難修改、甚至用其他想法來替換掉。這讓我想起了「瘋狂」的定義：「在相同的情況下，一遍又一遍地做同樣的事情，卻期望每次都可以獲得不同的結果。」

幾十年來，專家以澱粉樣蛋白理論為基礎，試著研發治療阿茲海默症的方法，雖然失敗了無數次，他們還是從同一個假設出發去做實驗，而不考慮其他的原因。當然，澱粉樣蛋白論並沒有錯，全球傑出的神經科學家及研究團隊都深信它的價值。然而，也有同樣優秀的神經科學家（例如蓋奇）認為，我們並未充分開發其他途徑。

二〇二三年初，美國食藥署批准了lecanemab使用許可，患者可以用它來治療早期阿茲海默症。這些人大多有醫療保險，但此時卻出現了進退兩難的情況，導致他們無法使用。因為政府規定，除非患者參加官方舉辦的臨床試驗，否則醫療保險就不會給付。但lecanemab這種藥物從未進行過這樣的臨床試驗。

二〇二三年春季，衛采和百健做了進一步研究，調查lecanemab上市後的各種結果（所謂的上市後藥品試驗）。據此，食藥署諮詢委員會的六名成員都認可了lecanemab的效果。然而，有三名服用lecanemab的人死去，許多患者服用後腦部加速萎縮。總體來說，從父母身上都遺傳到APOE4基因的人、腦血管有澱粉樣物質的人以及需要持續使用抗凝血劑治療的人，出現這些副作用的風險較高。儘管有這些少見的副作用，我相信lecanemab將繼續獲得認可，並且流通得更廣。這將是食藥署在二十年來，首次全面放行某種阿茲海默症藥物，最重要的是，數百萬醫療保險受益人便有資格使用它了。

該藥物上市後，研究人員有一項意料之外的發現：必須對患者進行APOE4基因檢測，才能評估對方的用藥風險。患者若有兩個APOE4基因（從父母身上遺傳到的），較有可能出現腦腫脹等副作用，腦部微出血、甚至是大出血的機率就會提高三倍。因此，患者要使用lecanemab前，必須先進行APOE基因檢測。考量到這方面的嚴重後果，二〇二三年二月，退伍軍人藥品管理暨醫學諮詢部門（Department of Veteran Affairs Pharmacy Service and Medical Advisory Panel）將「具有兩個APOE4基因」列為禁止使用該藥物的族群。

關於藥物批准還有另一個問題：針對早期阿茲海默症的藥物治療，往往只是為了找出患者罹患什麼病。正如前文所述，無論患者腦部是否有澱粉樣斑塊，早期阿茲海默症很難被診斷出來，因為也有可能是輕度認知功能障礙或其他類型的失智症。

鯊魚池效應

到目前為止，醫界都還沒能開發出成功治癒阿茲海默症的藥物，我相信這背後的原因是出自於「鯊魚池效應」。

在一個著名的實境節目中，幾位身價數百萬美元的投資者組成評選團隊，來評估雄心勃勃的創業者有多少斤兩。這些創業人士有新奇的點子，但卻欠缺資金，而他們的想法可能價值數百萬。這些投資者打算以最少量的種子資金以換取潛在的龐大利潤。另一方面，創業者則希望獲得最大量的資金，並且盡量降低分潤的比例。最終，提出最優惠方案的投資者「奪標」後，便可與創業者共同建立新公司。

可惜的是，這種「鯊魚池效應」並不僅僅存在於電視節目裡。美國現有的億萬和千萬富翁非常多，這些人都在你爭我奪，以優先掌握開放市場的控制權。以租屋市場為例。明晟公司（Morgan Stanley Capital International）的研究指出，不動產信託公司所持有的公寓從二〇一一年的百分之四十四增加到二〇二二年的百分之七十，所以如今的租屋價格飆漲，令人生畏。

在傳統的租屋模式裡，房東都是直接與租客打交道，但不動產信託公司首要服務的對象是投資人跟股東，所以會不斷調漲租金，讓租客喘不過氣來。

同樣地，「鯊魚池效應」也在藥物的研發中出現。世界上大多數的藥廠都是股票上市公司，也就是說，你和我都可以購買它們的股票（成為其股東）。藥廠想生存下去的話，就必須承受殘酷的壓力，不斷投資研發、獲取巨大利潤，以滿足投資人的利益。

由於Aduhelm上市造成了龐大的虧損，百健在二〇二二年二月宣布將減少五億美元的支出。如果公司前景還沒有出現改善，就會再砍預算。這個做法是必要的，因為該藥品在市場上的銷售不佳；保險公司和食藥署的分析師對該藥評價過低，所以不打算加以推廣。食藥署的嚴格法規導致銷售數字不佳，百健別無選擇，只撤下這種藥物。

百健的股東們對此做出了回應。他們在二〇二二年二月向百健提起訴訟。投資者聲稱，百健與食藥署的合約並不合法，而且百健為了Aduhelm發布了二十五則不實和誤導性的陳述。投資者在麻州提起訴訟，最終於二〇二三年三月遭到法院駁回。審理案件的法官寫道：「雖然藥廠做出令人誤解的陳述，但這理由過於薄弱，所以證券欺詐罪不能成立。」

對於許多投機性的企業來說，「鯊魚池」是理想的競爭模式，但新的阿茲海默症藥物適合用這種方式帶到市場嗎？-lecanemab的臨床試驗完成前兩個月，衛采和百健就搶先發布了新聞稿以宣傳其藥效，不出所料地，這兩家公司的股價大幅上漲。有了六百萬個潛在客戶，lecanemab在獲准上市後，有望成為公司的金雞母。紐約西奈山醫院的神經科醫師甘迪（Samuel Gandy）表示：「目前還沒有人知道它的優點是否有臨床上意義。這可能在多年後才有辦法確認，因此相關的爭論還會繼續下去。」

我並不認為食藥署、衛采、百健或其他藥廠有做出不當的行為；在鯊魚池中勝出的藥廠和押寶的投資人也沒有做錯。但我要強調的是，在市場機制底下，商品的問世會受到各種勢力的影響。同樣地，若有藥廠成功開發出世上第一個治癒阿茲海默症的藥品，其投資人就會大賺一筆。我認為，這種商業機制會嚴重影響到藥品的研發過程。我覺得這整個過程骯髒、令人失望且啟人疑竇，但事實證明，藥物的研發並非取決於單純又高尚的理想，也不是穿著白袍的研究人員所能決定的。這是企業家們的競爭市場，而獲利是他們首要且唯一的考量。

因此，當真正有效的藥物問市時，它們的使用權是否又會落入財團和投資人的掌控中，繼續呈現出鯊魚池的心態和操作方式？

◉後記

洗刷汙名、建立人性化的長照機構

本書的核心議題是，阿茲海默症和其他失智症是否為認知狀態光譜的某一端？我們是否可以清清楚楚地將患者與正常人一分為二，是否能明確設下罹患失智症的標準？又或者說，失智症（至少在早期階段）是以緩慢、難以辨識的方式在不斷進展。如果你詳細閱讀完了本書的內容，那應該知道我偏向哪種理論。

話說回來，若你相信失智症是身心變化光譜的某一端，就會用不同的心態去看此疾病及患者。我們還無法確定，阿茲海默症的患者還有多長的時間能與他人進行有意義的溝通；又也許他看似無反應，但還能與周遭環境的人事物互動。過去二十年來，神經科學家已改變了看法。腦部影像研究顯示出，即使是陷入重度昏迷，患者還是能感知到他人對自己說話，甚至會有所反應。

因此，從合理的假設來看，失智症的患者應該也可以感知到旁人的評論或言談，但我一再看到家屬或醫師當著患者的面說這是不治之症。

我甚至覺得，阿茲海默症患者不光是心智處於光譜的某一點，其各方面的機能也是。失智症患者的症狀很多，而且都以不同的速度從輕微異常一路演變到嚴重障礙。舉例來說，有些患者的語言表達能力會退化（表達性失語症），而其他患者的口語表達卻毫無問題。因此，該如何界定失智症、該如何面對患者、又該如何跟他們對話，就要看他們的各項機能發展到哪個階段。

粉紅色睡衣和米色高跟鞋

我們對於失智症患者的態度取決於眾人所使用的語詞和表達方式。文化是一套學習系統，由社會大眾所共享的觀念、信念、意義和行為組成。從報紙、社群媒體、電影、電視節目和書籍中，可以發現許多令人驚訝的事情。

澳洲雪梨大學的羅屋（Lee-Fay Low）和普爾瓦寧魯姆（Farah Purwaningrum）於二〇二〇年在《BMC老年醫學期刊》上發表研究指出，媒體對於阿茲海默症患者的描繪，充滿了傷人、破壞性的刻板印象：患者就是年老、失能、無法與他人進行有意義的互動又欠缺生活品質。結果，社會大眾便牢牢記住這些印象。

從她們的研究來看，電影常以「活死人」的樣子去描繪失智症患者，比如「心靈已死但肉體還一息尚存」、「乾枯的外殼」。在二十三部以失智為主題的電影中，有十三部在討論嚴重的記憶問題，另外十部在強調口語表達障礙。這些電影對於失智症患者的典型設定是：經常感到無所適從，對時間、地點和周圍的人感到很迷惘。最極端的片段是患者的詭異行為：他穿著粉紅色睡衣和米色高跟鞋走進辦公室，還因為找不到鑰匙，就用鐵鎚破壞前門。在這些電影的結尾，患者大多被送去收容機構、孤獨地死去。片中的患者都生不如死，而照顧者則是心力耗盡，只能看著親人老死。

這些影視作品反映了當代的文化，並不斷對大眾產生影響。可想而知，影片中所描繪的主流心態與言行，已慢慢融入觀眾的想法中。羅屋如此總結她們的研究：「公眾害怕罹患失智症，而醫療專業人員又不太尊重患者，於是患者被排斥、邊緣化，在本質上不被當成正常人。」

為了抵制這些有害的文化與刻板印象，澳洲政府於二〇一八年頒布用語指南，據此，大眾應避免用「悲慘」和「受苦」來描述失智症患者，也不該使用輕蔑性字眼，如「老番癲」和「癡呆」。同樣地，政府也不樂見跟失智症有關的影片都聚焦在重度的患者。

媒體應該抱著同情心來全面理解這種病症，且避免過度渲染晚期患者的困境。相對地，他們應該多多描繪輕度的案例，這樣社會大眾才會知道：失智症就像癌症一樣，有輕微、中度與重度的狀況。確診的患者只要適時監控自己的狀態，想再工作好幾年都沒問題。此外，有些極少數的失智症患者雖然病情不斷惡化，但認知能力仍可維持在正常水平。

失智症的汙名越嚴重，其診斷率就越低

根據國際阿茲海默症協會的統計，只有四分之一的阿茲海默症患者被診斷出來。這個數字引發眾人去質疑：阿茲海默症是世上最受到關注的疾病，為什麼診斷率卻如此之低？社會只期待醫師（無論是哪個科別）去提升對於失智症的診斷能力。但即使不需要醫學院的學位，一般人也能觀察到晚期失智症患者所表現出來的各種病徵，例如記憶力退化和失去方向感。

在現今社會底下，「否認」也是失智症診斷率過低的原因之一。可以理解的是，家屬會忽視或合理化配偶或親人身上的疾病早期徵兆。作家黛莎・基柏（Dasha Kiper）稱這種心態為「對失智症盲目」，她致力於支持和培訓照顧阿茲海默症患者的家屬和專業人員。然而，「對失智症盲目」的家屬，無法接受（甚至無法理解）自己所熟悉的人正掉入失智症的深淵，就算有大量的證據也一樣無視。

我相信，比「否認」更有破壞力的是「汙名」：許多人對於阿茲海默症的患者（或疑似有此症狀的人）有負面的刻板印象、態度和言行，甚至還會惱羞成怒地說：「我家裡絕不可能出現這種患者！」失智症的汙名不斷累積後，社會大眾就更加不想談這個議題，因為人人都害怕它對生命造成的威脅。

汙名的出現，是因為大眾對失智症的恐懼和絕望。我們經常聽到旁人說，失智症是不治之症，而患者只能被關在與外界隔離的療養院。就當今的文化氛圍來看，失智症患者不是「正常人」，他們的大腦「生病」了，與「正常」的大腦完全不同。

當你被診斷出有初期的阿茲海默症時，旁人便會認為，你很快就會出現各種功能障礙；還認定你無法為自己做出決定，生活將過得毫無品質。因此，人們往往不願意讓親人去做失智症的相關檢查。至於症狀正在發作、有失智跡象的人，會否認自己很有可能是患者。總之，整個文化都在貶低、嘲笑並掩蓋失智症。

媒體如何描繪阿茲海默症？羅屋與普爾瓦寧魯姆觀察到，社會對阿茲海默症與老年人的刻板印象並無二致：「年長者對社會沒有貢獻，是年輕人的負擔」。這種典型的年齡歧視通常會再加上心理疾病的標籤，所以我們都覺得老人會有失控的言行。

考慮到這些因素，我們就可以理解，為何只有四分之一的阿茲海默症患者被診斷出來。

罹患失智症的作家

大多數疾病都是由患者親身記錄或描述其患病過程，但失智症的患者就很難做到。許多文獻都是用第三人稱來描述阿茲海默症，尤其是由親屬或配偶所撰寫的書籍。最著名的例子之一是文學評論家約翰．貝禮（John Bayley）所寫的《輓歌》，這是他為妻子、小說家艾瑞絲．梅鐸（Iris Murdoch）所寫的傳記。梅鐸是二十世紀最多產的愛爾蘭作家，但她不曾寫下阿茲海默症對自己以及生活所造成的影響。

在大多數的情況下，作家對於自己的失智症，都是以小說或散文來反映其患病的內在經歷（這也是他們的專長）。十八世紀作家史威夫特（Jonathan Swift）老年時可能患有失智症，因為他老是抱怨自己記憶力不佳、脾氣暴躁以及常常感到絕望。在《格列佛遊記》中，史威夫特所描述小人國人民，是否就是他平常所看到的幻覺（路易氏體失智症的症狀之一）？。

此外，有一位作家生動地自述了阿茲海默症患者的經驗。我強烈推薦《失去心智：我與阿茲海默症的共同生活》（*Losing My Mind: An Intimate Look at Life with Alzheimer's*），作者是美國草藥專家迪巴吉奧（Thomas DeBaggio）。迪巴吉奧已於二〇一一年過世了，他在快六十歲時意識到自己罹患了阿茲海默症，於是寫下了自己的身分認同、生活態度和記憶力所受的影響：

認同：失去了記憶，也就記不得自己是誰。我比以往更加努力找出自己的身分。我被早期的記憶所淹沒，它們保存在我大腦的安全區域中。阿茲海默症沒有侵入這裡，這些記憶是我的自我認同的最後遺跡。

生活態度：每一天對我來說都是新鮮的，我對前一天的事情記得的很少，但至少還知道昨天存在過。這是一種嶄新的生活方式，需要努力去適應。

記憶力：當下的每段記憶只存在一分鐘，以令人驚訝的速度消失。我是名符其實地「活在當下」。某件事情在經歷後，相關的記憶就隨之消逝。昨日的漫長隧道中沒有任何光線。我的大部分記憶在誕生出來的瞬間就消逝無蹤。

患者失去的七種事物

在能成功治癒阿茲海默症的藥物問世前，應該採取什麼態度來對待患者？我認為較明智、也富有同情心的做法，是將其視為正常人。大多數的人在與他們互動時缺乏同理心，反而將其汙名化，只會採取迴避、惱怒、生氣、不耐煩以及恐懼等態度。

但確實，與阿茲海默症患者互動時會有許多難題。更何況，我們也都曾經有類似的徵兆和症狀：忘記朋友的名字、認不出熟人、無法想起特定的字詞。從患者身上看到自己的狀況，所以我們才更加想要逃避，因而汙名化和排斥失智症。

思考一下這個問題，被診斷出有失智症時，你我將會失去些什麼。牢記以下七種狀況，就可以提升患者的生活品質：

1. 在患病初期，患者所承受最嚴重且最大的損失是失去身分認同，包括職業、家庭和社交上所扮演的角色。親友們會擔心類似的情況發生在自己身上，所以對患者漸行漸遠。
2. 行動能力漸漸喪失後，患者無法安排日常活動，無法自行做出各種決定，包括食衣住行等事宜。「想打電話找朋友一起吃午餐嗎？」遺憾的是，阿茲海默症的患者再也無法這樣做。
3. 與前兩項相關的是喪失自主感。患者不再感到對自己的生活有掌控權。
4. 總是感到孤單。
5. 總是受到嚴格的監控，也一樣是喪失了自主權。
6. 喪失部分的記憶後，患者對周遭環境的人事物不再感到熟悉。
7. 最後，無趣又反覆的生活變成沉重的負擔，患者最終失去了自由。

當前社會為了解決這些受關注的議題，於是提出了一項萬靈丹方案，亦即被大肆吹捧的「提供居住安排」，也就是將患者送到長照機構。

根據政府的估計，截至二〇二〇年，有八十一萬八千人居住在為失智症患者設計的長照機構。在二〇一五年到二〇二二年之間，這些機構的數量增長了百分之二十四。政府將這些單位稱為「記憶住宅」，每位患者住一年要花掉六萬五千美元，遠遠超出了絕大多數人的經濟能力。如果醫護人員認為某位患者需要能反鎖的居住設施，其平均花費會增加到每年八萬美元。因此，對許多人來說，唯一的選擇是居家護理。但專業人員的數量不足以應付市場的需求。因此，家屬必須親自來照護患者，他們不但得大幅減少外務，甚至還得辭去工作。家屬因此進退兩難，少了主要的收入來源，就沒辦法把患者送到專業的長照機構了。

人們都認為長照機構的收費過高，但這在短期內很難有所改善。社會很少主動設法為患者提供更平價的照護。為什麼呢？再次以鯊魚池效應來說明，就能發現這背後的殘酷事實。

目前來說，美國的長照機構會變多，主要都是由不動產信託公司所成立的，但其出發點在於為投資者提供穩定的投資報酬率。為了實現目標，他們的主要客源都鎖定在有錢的客戶。這些高檔的長照機構甚至供不應求，而且其文宣中的照片裡都是穿著得體、富裕的老年人，在裝潢華美的交誼廳中品味雞尾酒。

自由的阿茲海默村不是幻想

阿茲海默症的發病率是否會繼續攀升？科學家到底有沒有辦法研發出減緩或甚至治癒這種疾病的藥物？我認為如果能夠克服某些障礙（不光是科學上的問題），我相信五年內一定會出現有效的治療方法。

不過，我認為這方法頂多只能減緩阿茲海默症的病程進展，而不是完全治癒。至少在臨床上，患者能因此有實質意義上的改善，而照顧者和親屬也能受益。「在臨床上的改善」究竟是什麼意思？這就是難題所在。醫師和患者的家人對此會有不同的想法，但美國阿茲海默症協會於二〇二二年一月召開專家研討會，希望能調和兩方的落差。

在經過一年多的討論，專家們認為，當前藥物試驗的主要目標應放在減緩疾病的進程，而不是完全擊敗它。有些人對此感到洩氣，會認為這樣的「改善」是社會所建構出的想法，而不是科學所決定的。但在對此目標嗤之以鼻前，請想想看：延緩發病進程，患者就能多維持幾年正常的認知功能。

讓我們假設相關的醫學進展比預期慢，所以到了二〇三〇年我們的處境仍然與今天相同。如果是你的親友（甚至是你自己）罹患了阿茲海默症，你會想要什麼樣的居住環境以及醫療照護？

先來看看現下的處理機制。罹患阿茲海默症後，你會在某個時間點被送到專門的長照機構（有攻擊行為或大小便失禁的話會更早被送去）。此後，你將不能再自由活動，因為這樣的機構是有門禁的。對於看重隱私的人來說，就會感到十分沮喪，而且也不得有任何異議。

在管理健全的失智症長照機構中，院方會舉辦各種活動來增加患者的社交行為。患者若不願意的話，也可以請假，但必須提出合理的理由。這類強制性的轉送與收容並非絕對是壞事。當事人可能真的患病了，或正處於早期階段，最好接受專門的照顧與治療。

我可以再提更多的細節，但你應該已理解我想說的重點。我們都同意，跟人類行為有關的問題，不該用絕對的標準去看。但如果你有機會去參觀失智症患者的長照機構，並了解那邊的例行工作，你應該就會支持強制性的管理方法。但真的必須做到這樣嗎？

想像一下，有個社區是由各種失智症的患者所組成的，居民可以自由生活，選擇服用最少量的藥物（甚至無需服藥）。社區管理人鼓勵大家盡其所能地去安排日常生活。患者每天會依自己的需求去找醫護人員，也可自由加入社交活動。患者的親戚與朋友可隨時探訪，完全不必擔心會干擾到照護人員的工作。

在這個平均年齡七十歲的小社區中，各種常規與協議都奠基於居民本身的意願。每個人都可以自行判斷要如何過一天以及要與誰交往。正如他們在受到阿茲海默症侵襲前一樣，患者可以依據自己的喜好去選擇朋友。

這種居住安排的精神，就是「自由」——自行做出各項決定、安排活動、與自己喜歡的朋友交往。基本上，這個社區能讓阿茲海默症患者的生活變正常。這聽起來是否可行？患者的生活會因此變得更糟嗎？這是否過於美化阿茲海默症患者的真實樣貌，而只是種幻想？

事實上，讓人驚訝的是，這樣的社區已經在歐洲蓬勃發展，特別是在荷蘭和法國，也就是所謂的「失智症村運動」（Dementia Villages Movement）。

獨立運作的霍赫維克村（Hogeweyk）就像城中城一樣，座落在阿姆斯特丹郊區的維斯普（Weesp）小鎮。這個大約有十個足球場大小的村莊，是一百五十名阿茲海默症患者的家園。與阿姆斯特丹的其他小村莊一樣，霍赫維克裡面有廣場、花園、戲院和雜貨店，甚至還有美髮沙龍、綠地、鄉村式咖啡店和小餐館。居民們住在經過特別設計的家庭單位，每戶有六到七個人，伴隨著一名照護人員。這些房屋的設計和裝潢，很像傳統的荷蘭房屋。

村莊中有兩百五十名專職的醫護和技術人員，平常都會保持低調。他們能夠辨識出失智症的初期病徵，有狀況時也會適當地介入。但他們盡量不去干涉居民們的生活，一位工作人員說，他們總是小心翼翼地扮演好路人的角色。舉例來說，居民可以自由進出超市買東西，若要採買整周所需的物品，也可以跟與照護人員討論，共同列出所需要的物品清單。

從居民們入住的第一天，就能享受這樣的自由生活，這些失智症的居民不會失去自主行動的能力，可以保有自己的身分，自行從事日常活動。他們可以與其他居民建立友誼來對抗孤獨、無趣和乏味的生活。霍赫維克村的核心管理精神就是「自主決定」。工作人員的共同信念是：居民有能力自己做決定。他們不會高高在上地想：「你是病人、你的大腦有病、你記憶力變差了。」而是會尊重居民：「你試試看，自己決定何時吃飯、要吃什麼、何時上床睡覺；要花多少時間去做什麼、與誰相處，都由你掌握。」失智症當然會多少侷限居民的行為能力，但在照護人員的細心管控下，就能防止居民做出失控或能力不及的舉動。

這樣的村莊目前已經出現在加拿大、澳洲、法國和羅馬。這是否是未來的照護趨勢，還有待觀察。這類自行運作的養生村是否能成為對失智症患者的標準照護模式？最大的關鍵當然是錢。市場專家普拉諾斯（Josh Planos）在《大西洋》期刊上談到：「在欠缺社會意識的醫療體系中，不太可能存在自行運作的養生村。像霍赫維克村這樣的設施，近期在美國應該是不可能實現的。」

我想了解，在美國開設失智症的養生村有多困難，於是我前去訪問了霍赫維克村的創辦人斯皮爾靈（Jannette Spiering）。她也是多所養生村的顧問，能幫助大家打造正常又兼具社會功能的照護機構。

斯皮爾靈經常與各界探討類似的問題，因此她非常清楚，要在美國建立自由的養生村，會有各種無法克服的困難：

美國人被困在自己創建的體系中。美國文化讓人民深信，如果一切不如預期的話，去控告執行單位就好。因此，美國人總是充滿防禦性，等著要跟人打官司。你們不會專注於尋找新方法來幫助失智症患者。

失智村裡的居民可能會滑倒或跌倒，而我們會依此提供免費且適當的醫療照護。但在你們的國家，有人跌倒的話，一定是別人的錯，一定要追究法律責任。

接著我問養生村的投資報酬率。她樂觀地表示：「若投資人有社會責任感，就能接受在短期內獲利較差。」

這些觀念是否天真又不切實際？或許吧。但如果斯皮爾靈的做法最終被證明是正確的，那會是一個多麼美好的世界。

自我反思與正向思考有益大腦健康

所以，你現在可以做些什麼來減少患上阿茲海默症的風險？不需要放下這本書，甚至不需要從椅子上站起來，你在這個當下確實可以做點什麼。但在我揭曉答案之前，請先決定你是否同意這個說法：「我變老了，也感到自己越來越沒用。」

你的答案是什麼？誠實回答；也別思考超過幾秒鐘。

耶魯大學研究人員利維（Becca Levy）和史萊德（Martin Slade）在研究觀察了輕度認知功能障礙的患者後，發現有百分之三十五的受訪者對自己的年紀感到樂觀，但大多數的人都覺得自己越來越沒用。因此，如果你同意那個說法，就屬於多數人那一邊。可惜的是，這對你來說並不是個好消息。

對自己年紀感到樂觀的話，其康復的可能性比悲觀的人高出百分之三十。這現象令人印象深刻，從輕度認知功能障礙恢復到正常認知，還不會產生憂鬱症，是非常罕見的。總之，輕度認知功能障礙不是會惡化為失智症，或就是保持穩定不變。

利維接著進行另一組的分析研究，這次對象換成是正常人，但一樣請對方評估那句陳述。相較於悲觀的人，對變老保持樂觀的人，在接下來的十二年內患上輕度認知功能障礙的機率非常低。也就是說，無論受訪者當下的年齡和健康狀況如何，樂觀的人之後都會比較健康。因此，雖然對自己的年紀有所認知很重要，但也不要意志消沉。

要改變對年老的看法，就要依靠自我反思的力量。基本上，自我反思包括時時評估並肯定自己的思想、感覺和行為。精神科醫師和心理學家則稱它為洞察力，而這種能力確實因人而異。

有些人在生氣或難過時，是沒有辦法察覺到這些情緒的。他們有表現出明顯的徵兆（臉紅、瞳孔擴大、不耐煩的表情和不雅的手勢），但並不知道自己正在生氣，有人關心時還會極力否認。用一九七〇年代的流行用語來說，他們「與自己的感受脫節」。有個希臘詞語描述了這種狀態：alexithymia。a表示無、lexi是言語，而thymia是感覺，組合在一起就是無法說出內在的感受，或更正確地說，無法辨識或確認自己的情緒。

這種困境雖然令人驚訝，但也很常見。當事人經常在診療室向醫師抱怨自己的背部、大腦或腸道有病，但對自己的情緒障礙，尤其這些狀況的起因，完全欠缺洞察力。因此，他們若接受以談話或自省為基礎的心理治療，其成效都不太理想。這些患有情感失語症（alexithymia）的人在服用抗憂鬱或抗焦慮藥物後，就比較不會再抱怨身體哪裡不舒服了。

相反地，能進行自我反思的人，會辨識出自己的情緒和衝動，而無需將它們推託為生理症狀。

二〇二二年，「醫學老化研究小組」（Medit-Ageing Research Group）發表了一項研究，其對象包括正常老化的銀髮族以及自認為認知能力衰退的老年人。在這兩組研究對象中，自我反思能力都與葡萄糖的代謝提升有關，也與強大的思維能力有關。除了自我反思能力低，會提高罹患失智症風險的因素，還有憂鬱、焦慮、低責任感和防禦性悲觀（時時覺得受到威脅、沒有安全感）。在二〇二〇年，另一項研究指出，反覆出現的負面思維是不健康的心理特徵，很有可能會導致認知功能衰退。

神經科學家如今已經證實，不健康的心理狀態會導致類似於阿茲海默症的腦部變化。低責任感、過於神經質以及反覆性的負面思維都可能造成澱粉樣蛋白沉積。一百多年前，阿茲海默醫師就是在患者的大腦中發現這些廢棄物的堆積。相反地，練習自我反思能使顳葉和頂葉的葡萄糖代謝量增加，這正好與阿茲海默症的症狀相反。因此，自我反思這項心理特徵，乃經過科學實證，具有預防阿茲海默症的效果。

我個人覺得令人興奮的是，過去一年來的研究顯示，正向思考有助於大腦健康。因此，這是最後一項預防失智症的生活建議：不要花太多時間擔憂自己是否在遙遠的未來會罹患失智症。相反地，你應該努力遵循專家所建議的健康指南，然後好好享受人生。生活總是要好好過的，而不是不斷去擔憂這個、煩惱那個。畢竟，我們無法完全掌控生命的發展方式或在何時結束。

讓我們以當代哲學家塞提亞（Kieran Setiya）的建議作為本書的總結。他認為，要擁有美好而令人滿足的生活，就應該培養出「希望一切都好」的勇氣。「希望一切都好，但踏實面對各種事情發生的機率。不沉溺於一廂情願的想法、也不被恐懼給嚇倒。對各種可能性抱持著開放的態度。」

面對阿茲海默症和其他類型的失智症時，願我們都能懷有美好的希望。

身體文化 191

預防失智大作戰：認識腦科學、提升認知力與創造新生活

HOW TO PREVENT DEMENTIA: Understanding and Managing Cognitive Decline

作　者—理查．瑞斯塔克（Richard Restak）
譯　者—劉宗為
責任編輯—許越智
責任企畫—張瑋之
美術設計—陳文德
內文排版—張瑜卿
總 編 輯—胡金倫
董 事 長—趙政岷
出 版 者—時報文化出版企業股份有限公司
一〇八〇一九臺北市和平西路三段二四〇號一至七樓
發 行 專 線／（〇二）二三〇六—六八四二
讀者服務專線／〇八〇〇—二三一—七〇五、（〇二）二三〇四—七一〇三
讀者服務傳真／（〇二）二三〇四—六八五八
郵撥／一九三四四七二四時報文化出版公司
信箱／一〇八九九臺北華江橋郵局第九九信箱
時報悅讀網—www.readingtimes.com.tw
法律顧問—理律法律事務所　陳長文律師、李念祖律師
印　刷—勁達印刷有限公司
初版一刷—二〇二四年六月二十一日
定　價—新台幣四二〇元

時報文化出版公司成立於一九七五年，並於一九九九年股票上櫃公開發行，於二〇〇八年脫離中時集團非屬旺中，以「尊重智慧與創意的文化事業」為信念。

預防失智大作戰：認識腦科學、提升認知力與創造新生活／理查．瑞斯塔克（Richard Restak）著；劉宗為譯
--- 初版 --- 臺北市：時報文化出版企業股份有限公司，2024.06
面；14.8×21 公分 . ---（身體文化 191）
譯自：HOW TO PREVENT DEMENTIA: Understanding and Managing Cognitive Decline
ISBN 978-626-396-376-4（平裝）
1.CST: 失智症　2.CST: 阿茲海默氏症　3.CST: 預防醫學
415.934　　113007610

HOW TO PREVENT DEMENTIA: Understanding and Managing Cognitive Decline
by Richard Restak

ISBN 978-626-396-376-4　Printed in Taiwan